代中醫論叢・臨床診斷類

男科中醫論治

余明哲、范玉櫻 編著

東大圖書公司

國家圖書館出版品預行編目資料

男科中醫論治／余明哲, 范玉櫻編著.－－初版一刷.
－－臺北市；東大，2002
面； 公分－－(現代中醫論叢. 臨床診斷類)
ISBN 957-19-2705-8 (平裝)
1. 方劑學(中醫) 2. 中醫特別療法
3. 泌尿系統-疾病 4. 生殖器官-疾病

414.65   91015793

網路書店位址 http://www.sanmin.com.tw

© 男科中醫論治

編著者 余明哲 范玉櫻
發行人 劉仲文
著作財 東大圖書股份有限公司
產權人 臺北市復興北路三八六號
發行所 東大圖書股份有限公司
地址／臺北市復興北路三八六號
電話／二五○○六六○○
郵撥／○－○七一七五──○號
印刷所 東大圖書股份有限公司
門市部 復北店／臺北市復興北路三八六號
重南店／臺北市重慶南路一段六十一號
初版一刷 西元二○○二年十月
編 號 E 41019
基本定價 肆元貳角
行政院新聞局登記證局版臺業字第○一九七號

有著作權‧不准侵害

ISBN 957-19-2705-8 (平裝)

編寫說明

　　男科病主要是指男性的性功能障礙、男性不育、前列腺病、性傳播疾病以及外陰的其他疾病。男科一詞最初是由明末清初醫學家傅山提出，但男科病的存在卻由來已久。其最常見的男性性功能障礙、男性不育、前列腺病等深深困擾了人類幾千年，中醫在這些疾病治療過程中積累豐富的經驗，歷代醫家在對男科病的治療中，創立了大量有效的方劑，至今仍指導臨床應用。由於男科病特有的複雜性，中醫藥在臨床實踐中具有不可替代的作用，尤其是近十多年來，中醫學對男科病的辨證論治的研究和治療取得較大進展，中醫男科作為一門新興的學科，越來越引起人們的重視和社會的認同。

　　為了進一步推動中醫藥在男性病治療上的應用，促進中醫男性病學的深入發展，我們查閱了國內近二十年來公開發行的大量中醫文獻資料，收集了當代中醫醫家治療男性病的經驗可靠、行之有效的方藥，並

根據辨證論治提供這些方藥的系統資料，針對男科病中的常見病、多發病，編成此書，希望對廣大男科工作者臨床有所助益。

編者於

北京中醫藥大學

元培科學技術學院

男科中醫論治

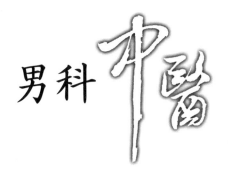

目 次

編寫說明

第一章　男性性功能障礙

第一章　男性性功能障礙

一、陽　痿

　　陽痿，又稱「陰痿」，是指陰莖不能勃起，或勃起不堅，以致不能完成正常性生活的一種病症。現代醫學從發病學角度將本病分為功能性陽痿和器質性陽痿兩類，功能性陽痿多由精神與心理因素而致大腦皮質的性興奮中樞呈抑制狀態引起，而在陰莖勃起的各種環節上多無器質性病變，故又稱為心理性或精神性陽痿，是陽痿發病的首要原因；器質性陽痿主要包括血管性陽痿、神經性陽痿、內分泌性陽痿等。中醫認為本病多因情志內傷、臟腑虛損、外邪侵襲引起，與肝、腎二臟的關係最為密切。其病機較為複雜，臨證時當審證求因，辨證論治，肝氣鬱結，則疏肝解鬱；濕熱下注，需清熱利濕；瘀血阻滯，施活血化瘀；心脾兩虛，就補益心脾；腎陽衰微，應溫腎壯陽；腎精虧虛，宜補腎填精。

(一)肝氣鬱結

1.柴歸芍芎湯 ❶

　　【藥物組成】柴胡5克，當歸、赤芍、白芍、川芎各10克。

　　【加減變化】兼瘀滯加紅花、桃仁；兼濕熱加黃柏、澤瀉；兼腎陽虛加淫羊藿、鹿角片；兼腎陰虛加熟地、枸杞子。

　　【功效】疏肝理氣。

　　【適應病症】肝氣鬱結型陽痿。症見陽事不舉，或舉而不堅，胸悶痞滿，嘔逆，喜太息，兩脅脹痛，精神煩躁，面色少華或夫妻不和，情

---

❶ 錢菁，〈陽痿從肝論治100例〉，《上海中醫藥雜誌》，1990，(4)：23。

緒低落，舌淡，脈弦。

【用藥方法】每日1劑，水煎服。

【臨床療效】治療100例，其中痊癒71例，好轉23例，無效6例，總有效率94%，療程10～90日。

【經驗體會】臨床部分陽痿患者是由於所願不得、思慮憂鬱等情志、精神因素引起肝氣鬱結而成。肝氣鬱結則氣血失於暢達而導致宗筋失用。故治療當從肝論治，而不從腎論治。現代醫學研究表明，陰莖勃起障礙的原因與局部血管的血液供應有關。故以疏肝解鬱柴胡之中加入活血之品當歸、芍藥、川芎，此甚為重要，使氣血暢達，則鬱除痿瘥。

2.疏肝榮筋湯 ❷

【藥物組成】白蒺藜、黃芪、何首烏、熟地各15克，柴胡、白芍、當歸、合歡皮、巴戟天、淫羊藿各12克，遠志9克，川芎、炙甘草各6克。

【加減變化】兼腎虛腰痛加菟絲子、續斷、杜仲、桑寄生；兼濕熱下注加薏苡仁、萆薢、敗醬草。

【功效】疏肝榮筋。

【適應病症】肝氣鬱結型陽痿。

【用藥方法】日1劑，水煎服。

【臨床療效】共治療57例，治療5～50日後，其中近期治癒（半年內陰莖勃起有力，同房能成功）52例，無效（陰莖勃起雖然有進步，但同房不能成功）5例。

【經驗體會】肝主筋，經脈循行繞陰器，故肝的疏泄功能正常，則陰莖勃起和射精功能得以正常。筆者臨床觀察發現，陽痿多發於中青年，多與情懷不暢、憂怒傷肝有關。故本病的治療宜疏肝榮筋，方用柴胡、白蒺藜、遠志、合歡皮疏肝解鬱；熟地、何首烏、當歸、白芍、川芎養

❷ 楊善棟，〈疏肝榮筋法治療功能性陽痿57例〉，《安徽中醫學院學報》，1991, (4):37。

血榮筋；黃芪、炙甘草培土補氣，氣旺則血生；巴戟天、淫羊藿溫陽起痿。尤其是白蒺藜，苦泄溫通，輕揚疏達，治療心情鬱結型陽痿甚效。

3.調肝振痿湯 ❸

【藥物組成】柴胡、枳殼、香橼、佛手、白芍各10克，白蒺藜、仙茅、淫羊藿、陽起石、枸杞子各12克，玫瑰花、合歡花各6克，炙蜈蚣（去頭足）1克。

【功效】舒肝解鬱，補腎壯陽。

【適應病症】肝氣鬱結型陽痿。

【用藥方法】日1劑，水煎服。配合心理治療和氣功、按摩等。

【臨床療效】治療26例，其中治癒23例，好轉2例，無效1例，總有效率96.2%。

【經驗體會】陽痿與肝的關係甚為密切，因足厥陰肝經循行過程中「入毛中，過陰器」，故陰器的機能活動受到肝氣的調節；另外，肝主筋，陰莖以筋為體，肝氣充於筋，肝的功能正常，則陰莖伸縮自如，勃起剛勁。若憂鬱傷肝，肝氣不舒，宗筋弛緩，則導致陽痿。本方正是針對此病機而設。方用柴胡、枳殼、香橼、佛手、白蒺藜舒肝調肝，理氣開鬱，配玫瑰花柔肝理氣，又能活血，氣血同治，以增情慾。仙茅、仙靈脾、陽起石補腎壯陽以振痿。白芍養血柔肝，合歡皮開鬱解憂。枸杞子潤而多液，滋腎補肝填精，亦興陽道，三藥相配，自能使患者精神歡暢，雄風復振。蜈蚣舒肝通絡。諸藥相配，可舒肝氣、振腎陽、通絡道、興陽事。本方只適用於精神性陽痿，對於其他原因引起的陽痿，要及時治療原發病。

4.疏肝溫腎寧心湯 ❹

【藥物組成】柴胡、露蜂房各9克，川楝子、全當歸、蛇床子、淫羊

❸ 江建勳，〈自擬調肝振痿湯治療陽痿〉，《陝西中醫函授》，1992，(6)：9～11。

❹ 徐超，〈疏肝溫腎寧心湯治療陽痿93例〉，《河南中醫雜誌》，1993，(5)：31。

蕾、酸棗仁、合歡花各12克，炒白芍15克，製仙茅、遠志各10克，甘草6克。

【加減變化】虛寒加附片、肉桂；血瘀加川牛膝、桃仁、路路通；陰虛內熱加知母、黃柏、丹皮、生地；肝膽濕熱加龍膽草、車前子、澤瀉；氣虛加黨參、白朮、黃芪；血虛加枸杞子、熟地；肝鬱甚加青皮、香附；腎虛不明顯減仙茅、淫羊藿；遺精、早泄加益智仁、山茱萸。

【功效】疏肝溫腎寧心。

【適應病症】肝氣鬱結型陽痿。

【用藥方法】日1劑，水煎服，15日為1療程，治療3個療程。

【臨床療效】治療93例，其中治癒66例，好轉21例，無效6例，總有效率93.6%。

【經驗體會】陽痿的成因不外虛實兩端，虛者有腎虛、心脾兩虛，實者有肝鬱、濕熱、陰寒、血瘀，病機往往涉及多個臟腑，尤以心、肝、腎三臟為多見，故臨證時當綜合考慮。疏肝溫腎寧心湯藥用柴胡、川楝子、當歸、白芍疏肝解鬱，養血柔肝；仙茅、仙靈脾、蛇床子、露蜂房溫腎壯陽以起痿；遠志、酸棗仁、合歡花寧心解鬱，安神定志；炙甘草和中，調和諸藥。諸藥合用，心肝腎同治，共奏疏肝寧心、溫腎起痿之功，故取得了滿意療效。

5.興陽沖劑 ❺

【藥物組成】柴狗腎、淫羊藿、巴戟天、山茱萸、柴胡、當歸、白芍、鹿角膠、枸杞子。

【功效】疏肝解鬱，補腎壯陽。

【適應病症】肝氣鬱結型陽痿。

【用藥方法】1袋（12克）／日3次口服。

---

❺ 李日慶，〈興陽沖劑治療腎虛肝鬱型陽痿50例〉，《北京中醫藥大學學報》，1994，(4)：32～33。

【臨床療效】治療50例，其中痊癒21例，顯效15例，有效、無效各7例。

【經驗體會】筆者臨床中發現，陽痿患者既有腎虛的表現，又有肝氣鬱結症狀，而出現腎虛肝鬱之症候。腎虛為本，肝鬱為標。方中柴狗腎為血肉有情之品，補腎壯陽，益腎填精為君藥；仙靈脾、巴戟天、鹿角膠入肝腎二經，溫腎助陽，生精養血；山茱萸、枸杞子補益肝腎，益精滋陰；柴胡、當歸、白芍為逍遙散主藥，柴胡疏肝解鬱，當歸、白芍養血柔肝，且當歸可行氣緩急，尤為肝鬱血虛之要藥。諸藥合用，共奏補腎助陽，疏肝榮筋之功。

㈡濕熱下注

1. 龍膽地龍起痿湯 ❻

【藥物組成】龍膽草、當歸各15克，製大黃、生地黃、澤瀉、蛇床子各12克，地龍20克，柴胡9克，車前子18克，木通10克，茯苓30克，蜈蚣5條。

【加減變化】肝鬱者加合歡皮並重用柴胡；脾虛者加黨參、蒼朮、白朮；遺精者加蓮鬚；心神不寧者加炙遠志。

【功效】清化濕熱。

【適應病症】濕熱下注型陽痿。症見陰莖痿弱，陰囊潮濕，下肢痠困乏力，小便熱赤，舌質紅，苔黃膩，脈濡數。

【用藥方法】每日煎服1劑，20日為1療程。

【臨床療效】共治療64例，其中近期治癒51例，顯效4例，有效4例，無效5例。對47例治癒者隨訪2年以上，復發9例。

【經驗體會】陽痿臨床多責之於腎虛，但由濕熱下注引起者也不少見。濕熱陽痿多與長期手淫、恣情縱慾、過服滋補助濕之品有關。治宜

---

❻ 曹安來，〈龍膽地龍起痿湯治療濕熱陽痿64例〉，《中醫雜誌》，1990，(8)：54。

清化濕熱、舒暢宗筋。方中龍膽草、製大黃清瀉濕熱實火；車前子、木通、澤瀉、蛇床子清利下焦濕熱；柴胡疏肝解鬱；當歸、生地滋陰養血活血，與清熱利濕藥相伍，清中寓補，使祛濕藥不致苦燥傷陰；重用茯苓淡滲健脾以治生濕之源；取蜈蚣、地龍伸縮動作與走竄之性以內通臟腑，外暢宗筋。諸藥共奏清濕熱、通宗筋、起陽痿之功效。

2.龍膽瀉肝湯 ❼

【藥物組成】龍膽草12克，黃芩10克，梔子10克，車前子15克，白芍12克，當歸12克，澤瀉12克，柴胡10克，木通6克，甘草10克。

【加減變化】濕盛者加滑石30克、薏米仁30克；肝鬱者加郁金12克；大便乾結者加大黃10克；失眠者加夜交藤30克；早洩者加龍骨，牡蠣各30克，腰痛者加川斷15克。

【功效】瀉肝降火，清熱利濕。

【適應病症】濕熱下注型陽痿。

【臨床療效】37例病人經服藥治療後，其中治癒（性生活恢復正常）29例；好轉（陰莖能勃起，但挺而不堅）5例；未癒（治療前後無變化）3例，其中2例未能堅持服藥。總有效率91.8%。最少服藥4劑，最多服藥16劑。其中6例病癒後又因過量飲酒及精神因素復發，又服藥數劑而癒。服藥期間禁忌煙酒及辛辣厚膩之品。

【經驗體會】陽痿一病，《靈樞·邪氣臟腑病形篇》中稱為陰痿，即陰器痿軟。歷代醫家認為本病每多涉及肝、腎、陽明三經，且以虛證論多，實者少見。如《景岳全書·陽痿》篇所說：「火衰者十居七八，火盛者僅有之耳。」又說：「凡思慮焦勞憂鬱太過者，每致陽痿，蓋陽明總宗筋之會，……，若以憂思太過，抑損心脾，則病及陽明衝脈，……氣血虧，陽道斯不振矣。」雖也有論及濕熱實證者，總以虛證為主。故臨床常用之法為溫腎壯陽，或填精補腎，醫與病者皆謂虛，致使陽痿的治療，

只以溫腎壯陽一法而取代諸法，使病因、病機非常複雜之病，變為一個病機單純、聞病即可處藥之症。筆者亦曾以命門火衰，心脾受損，腎虛等論治，療效慢，多不理想。且觀臨床病者，多體質健壯，年齡以中青年多見，多無縱慾過度，少有體衰形退，面萎憔悴之象。細訪之多由思慮憂鬱，情志不遂，暴怒氣逆所致，或由長期過量飲酒，濕熱內盛，循經下注，陽為邪困，宗筋弛縱而致。其治療之法，除極少數病人取壯陽補腎之外，更應主重清熱利濕之法。取用龍膽瀉肝湯，以龍膽草、黃芩大苦大寒上瀉肝膽實火，梔子瀉三焦鬱火，澤瀉、木通、車前子清熱利濕，使濕熱從水道而出，方用柴胡引諸藥入肝膽而疏暢氣機，甘草調和諸藥，諸藥苦燥恐有耗陰之弊，故加白芍、當歸以滋陰養血。合而用之，瀉肝降火，清熱利濕，濕熱清解，陽道得通而病癒。

3. 加減萆薢湯 ❽

【藥物組成】萆薢、遠志、肉蓯蓉、川牛膝、杭白芍等組成基本方。

【加減變化】肝鬱腎虛者加柴胡、菟絲子；命門火衰者加淫羊藿、鎖陽；腎精不足者加枸杞子、熟地黃；脾腎兩虛者加茯苓、懷山藥；氣虛者加黃芪；腎氣虛伴濕熱下注或下焦濕熱餘邪未清者加菟絲子、梔子、白花蛇舌草。前列腺液膿細胞增高者加敗醬草、蒲公英；前列腺液中卵磷脂小體減少者加黃柏、熟地。

【功效】補腎滲濕。

【適應病症】前列腺炎所致下焦濕熱的陽痿。

【用藥方法】每日1劑，水煎分2次服。

【臨床療效】治療186例。其中治癒43例，占23.1%；顯效64例，占34.4%；有效43例，占23.1%；無效36例，占19.4%。總有效率80.6%。中醫各證型的療效中，以腎氣虛伴下焦濕熱型療效最佳，該證型75例，總

---

❽ 張敏建等，〈加減萆薢湯治療前列腺炎所致陽痿186例〉，《中醫雜誌》，1996, (3): 159。

顯效66例（占88%）。對其他各型陽痿均有一定療效，對腎精不足和命門火衰型陽痿療效相對較差。根據臨床觀察，療效與療程呈正相關，治癒病例平均療程為28±3.8天，顯效病例平均療程為15±2.1天，而有效病例平均療程為7±1.9天。

　　【經驗體會】導致陽痿的原因很多，前列腺炎即是其中之一，臨床上往往疏忽肛診而被忽視。此類患者大多數曾經溫腎壯陽之品治療常未獲效，甚則愈藥愈痿。因此，臨證時當細心審辨，切勿一見陽痿就妄投壯陽溫燥之品。本病多發於青壯年，其症狀的反覆常與過度飲酒有關。前列腺炎導致的陽痿其臨床表現常為虛實夾雜，其實主要為濕熱下注或濕濁下注，其虛主要為腎氣虛。《類證治裁·陽痿篇》曰：「亦有濕熱下注，宗筋馳縱而致陽痿者。」臨床上治療濕熱下注前列腺炎常喜用龍膽瀉肝之輩，但治療前列腺炎所致陽痿，筆者恐涼遏冰伏後患反多，故採用補腎滲濕的加減萆薢湯。方中重用之君藥萆薢，苦平，能去濁分清，為治療濕濁下注，宗筋馳縱之陽痿的要藥。《本草思辨錄》曰：「風寒濕之為陽痿……陽不伸也；以萆薢導之而陽伸。」《本草通玄》曰：「萆薢，搜風去濕，補腎強筋，主白濁莖中痛。陰萎失溺……。」萆薢用於本病，能起到補腎強筋、去濕起痿的功效；遠志，甘、微苦、平，補脾益腎，降火，是福建用於清熱利濕，補腎壯陽的民間有效驗方。本方組方立於攻補兼施的治療原則，其攻而不傷陽，補而不膩邪，故可取得良好療效。

㈢痰瘀阻絡

1.丹蛇湯 ❾

　　【藥物組成】紫丹參、蛇舌草、淫羊藿、黃精。

　　【加減變化】尿頻急痛加木通、石葦、敗醬草、王不留行；腰痠加

---

❾ 龔旭初，〈丹蛇湯治療慢性前列腺炎併發陽痿30例小結〉，《新中醫》，1993, (2)：28～29。

續斷、杜仲、菟絲子；小腹、腹股溝、會陰、睪丸墜痛加川楝子、延胡索、荔枝核；前列腺質硬、有結節、舌有紫斑加炮穿山甲、桃仁、赤芍、蜈蚣。

【功效】利濕活血，壯陽通絡。

【適應病症】慢性前列腺炎併陽痿者。

【用藥方法】日1劑，水煎服。30日為1療程，連服2～3個療程，服藥同時將藥渣加溫水坐浴，每次半小時，日2次，並有節奏地做提肛運動。

【臨床療效】治療30例，其中臨床痊癒12例，顯效8例，好轉7例，無效3例。

【經驗體會】慢性前列腺炎容易導致陽痿。因濕熱蘊結下焦，纏綿不去，阻遏陽氣，化熱傷陰，病情遷延，常累及真陰真陽；同時久病入絡，又致脈絡不暢，氣滯血瘀。這一病機，要求治療上標本兼顧，消補併用，方中應用白花蛇舌草等清熱利濕，苦味堅陰；丹參等活血化瘀，通絡振痿；仙靈脾、黃精益腎壯陽，陰陽併調；配石葦、木通利水清熱；蜈蚣、穿山甲通絡堅陰。諸藥合用，共奏清熱利濕、通絡散瘀、滋陰壯陽之功，使濕熱去、絡脈通、氣血和，陰陽平衡，從而起陽振痿。現代醫學認為，慢性前列腺炎導致陽痿，也是一種內分泌系統失調。白花蛇舌草等能抗菌消炎，利尿引流；丹參等可改善微循環，促進纖維化組織吸收；仙靈脾、黃精等可調整激素水平、提高免疫功能的作用。全方局部與整體兼顧，使局部炎症改善，激素水平調整，免疫功能提高，有助於陽痿的治癒。服藥的同時囑病人作溫水坐浴以及提肛運動，起到局部按摩作用，從而使前列腺局部組織的微循環改善，進一步促進藥物的吸收和前列腺瘀積物的排泄，達到治療的目的。

2.宣通三焦氣化湯 ❿

【藥物組成】杏仁9～12克，白蔻仁7～10克，薏苡仁21～30克，厚

---

❿　王振錄，〈宣通三焦氣化湯治療陽痿30例小結〉，《河南中醫》，1993，(4)：180
　　～181。

朴10～12克，白通草、半夏各6～10克，滑石10～15克，淡竹葉3～6克。

【加減變化】肺壅氣喘、虛胖加麻黃3～6克、葶藶子10～15克；脾虛加大腹皮20～30克、茯苓25～30克；水道不利、濕熱下注加澤瀉15～20克、茯苓15～30克、黃柏6～10克；熱重於濕加黃芩6克、蒲公英12～15克；久痿體弱加巴戟天10～15克、淫羊藿10～15克。

【功效】直暢氣機，利濕化濁。

【適應病症】痰濕內阻型陽痿。症見陽事不舉，形體肥胖，身重不舒，胸悶納呆或喜食嗜睡，小便不利，舌淡，苔白膩，脈滑。

【用藥方法】每日1劑。

【臨床療效】治療30例，其中治癒21例，顯效6例，無效3例。

【經驗體會】肺乃華蓋，主氣，為水之上源，與心同居上焦。如果肺氣不宣，心血不能灌溉百脈，氣結不行，水道不通，下源枯竭，腎脈無以滋養，則不能作強必萎而不用；水氣凌心，痰飲阻肺，心火不能下溫腎水，必擾神明，心腎不交，亦陽萎矣。故宣通上焦，復其清肅之性，使肺朝百脈而灌養諸臟，提壺揭蓋以通下焦之水源，佐以斡旋中州而制痰飲橫肆，三焦氣化復常，則水道利，氣結開，痰飲蠲，心神寧，上下交泰，腎可作強以嗣子矣。

脾乃中土，制水而主用，主運化而生氣血，升氣機乃為樞紐，與胃相表裏，與肝居中州而平行；肝主宗筋繞陰器，被腎脈上貫，而行宗筋作強之令，如果濕困脾土，納運失常，氣血生化乏源，宗筋無以濡養，則陰物不用而萎；或脾不運化，水濕內停，化熱下注，傷腎灼肝，宗筋弛縱不收，亦陽萎耳。故當暢運中州，宣通氣化，清高之令行，下焦水道通，中焦脾胃和，水濕則消於無形，宗筋得潤而萎自癒。

腎乃作強之官，主骨生髓，藏精，乃生殖之本，主水，司二便，與肝居下焦，金乃水之母，如果濕熱下注，水道不通，膀胱氣化不利，腎竅阻塞，亦發陽萎；或腎陽不能溫煦脾土，中焦運化失職，濕邪遏滯筋

絡，腎雖行作強之能，肝則失剛強之用，亦陽痿矣，正如《臨證指南醫案》中說：「更有濕熱爲患者，宗筋必弛縱而不堅舉，治用苦味堅陰，淡滲去濕，濕去熱清而病退矣。」所以通利水道，疏利氣機，宣上達下，敷布三焦氣化功能，則腎竅開，宗筋用，濕化熱清，萎癒能作強耳。

三仁湯乃《溫病條辨》方，能開上、宣中、滲下，具有宣通三焦氣化之功能，故凡三焦氣機鬱閉，濕熱內蘊，濕重熱輕，舌苔白膩或微黃，脈濡稍數者，皆可投之，視病機的歸屬，適當加宣肺、健脾、理氣，化濁或補腎之品，每收滿意療效。

3.平胃散加味湯 ❶

【藥物組成】蒼朮、韮菜子各20克，陳皮、厚朴、肉桂各15克，熟地25克，附子、炙甘草各10克。

【加減變化】性慾淡漠加淫羊藿；病程長加紅花、蜈蚣；陰虛去附子，加枸杞子、當歸；遺精加龍骨、牡蠣；陰部潮濕加黃柏；小便赤澀去附子、肉桂，加黃柏、白茅根；心悸、失眠加酸棗仁；納呆、乏力加黨參；胸悶脅脹、煩躁易怒加香附。

【功效】燥濕運脾，補腎壯陽。

【適應病症】痰濕內阻型陽痿。

【用藥方法】水煎服，每日1劑。

【臨床療效】治療56例，其中治癒46例，有效7例，無效3例，總有效率94.7%。

【經驗體會】陽痿的主要原因爲腎精虧虛，然腎精必需要有後天之精的不斷充養，才能保證腎精的常盛不衰。思慮憂鬱傷脾土而患陽痿者，多爲脾腎功能失調，所以調治中土，實爲治療陽痿不可忽視的一隅。本方中平胃散燥濕健脾，行氣和胃，補益中土。附子、肉桂、韮菜子溫脾

---

❶ 李同華，〈平胃散加味治療陽痿56例觀察〉，《實用中醫內科雜誌》，1994，(1)：32。

補腎壯陽，熟地滋陰，全方組合具有健脾補腎壯陽之功。治療期間，囑患者不要過度疲勞，忌煙、酒，解除思想顧慮。

4. 益腎活血湯 ❷

【藥物組成】熟地黃20克，山藥15克，山茱萸10克，肉桂（後下）3克，附子（先煎）6克，鹿角膠（另烊化）15克，炒當歸10克，炙黃芪20克，丹參15克，川芎10克，炒白芍10克。

【加減變化】腎陽虛明顯者，加巴戟天15克，淫羊藿15克；血瘀明顯或肢體麻木疼痛者，加紅花8克，赤芍10克；腰痠痛者，加川牛膝、懷牛膝各10克，炒杜仲10克；尿糖高者，倍用黃芪、山藥量。

【功效】溫腎填精、益氣活血化瘀。

【適應病症】糖尿病性陽痿，屬中醫腎虛瘀阻型。

【用藥方法】每日1劑。1個月為1療程，連用2個療程。

【臨床療效】治療16例，經半年以上隨訪，其中痊癒（陰莖勃起有力，能滿意完成性交）9例；好轉（陰莖已能勃起，可勉強完成性交）4例；無效（陰莖不能勃起或雖能勃起，但不能進行正常性生活）3例。

【經驗體會】陽痿是糖尿病最常見的併發症之一，現代醫學認為該病係糖尿病血管病變引起陰莖內動脈阻塞以及植物神經功能障礙等因素所致。從中醫角度出發，筆者認為糖尿病性陽痿主要有虛實兩方面原因。其一，為腎虛精虧，宗筋失養。蓋腎為先天之本，水火之臟，藏精之所，元氣之根。糖尿病其根本在於腎陰不足、腎精虧耗，逐漸發展，陰損及陽，腎陽虧虛，命門火衰，元陽真陰不足，則無以溫養宗筋而致陽事不舉；其二，為經脈瘀阻，氣血不能灌注宗筋。消渴病久入絡，久病必瘀，久病必虛，故多氣虛血瘀。因肝藏血，司疏泄，主宗筋，肝脈繞陰器。氣血充盈宗筋絡竅，則陽興；氣虛血滯，則肝之疏泄無力，血運不暢，

---

❷ 洪寅，〈益腎活血湯治療糖尿病性陽痿16例〉，《浙江中醫學院學報》，1997, (5)：16。

填塞絡竅，阻礙氣血充盈，故陽痿。現代醫學也發現糖尿病者多有陰莖
動脈血管異常。其中包括內膜的纖維增生，中層的纖維化、鈣化以及管
腔的狹窄閉鎖，這些陰莖動脈的改變，必然阻礙血流在勃起時到達海綿
體，影響勃起。故治療當標本兼顧，溫腎填精以治其本，活血化瘀以治
其標。方中熟地黃甘溫養血益真陰，滋腎以填精；山茱萸、山藥既益腎
陰又補腎陽；附子、肉桂溫腎陽以益火之源，補命門而興陽道，有強陽
起痿之功；鹿角膠為血肉有情之品，能補肝腎而填精髓；當歸補血助熟
地黃養血填精，又活血以暢行氣血；黃芪補氣行滯，氣旺血亦行，合山
藥又益氣生津，健脾補腎而降尿糖；丹參、川芎活血行氣，開通經脈瘀
滯；白芍既養血斂陰，又緩和肝脈拘急，合川芎一散一斂，使經脈暢通。
諸藥合用，標本同治，陰陽兼顧，通補併施，共奏溫腎填精、益氣活血
化瘀之效。

5. 通竅活血湯 ❸

【藥物組成】川芎10克，赤芍10克，桃仁10克，紅花10克，露蜂房
10克，蜈蚣1條（研沖），紫河車粉6克（沖服），鹿茸粉1克（沖服），麝
香0.15克（裝膠囊分沖），蔥白3根（後下），生薑6克，大棗6克，黃酒50ml
（另兌，不能飲酒者可不用）。

【加減變化】頭昏、頭暈加天麻10克，半夏10克，鉤藤10克；頭痛
加白芷10克，蔓荊子10克；失眠夢多加炒酸棗仁30克，丹參30克，夜交
藤30克；嗜睡健忘加石菖蒲10克，遠志10克，郁金10克。

【功效】通絡開竅，行血化瘀。

【適應病症】腦外傷後陽痿。屬中醫瘀血阻滯型。

【用藥方法】水煎服，每日1劑，分2次服，每次150ml，2週為1療程。

【臨床療效】治療21例，其中治癒（經治療後性慾及性功能完全恢

---

❸ 張家駒，〈通竅活血湯為主治療腦外傷後陽痿21例〉，《中醫雜誌》，1997，(9)：
542。

復，且持續半年以上者）11例，好轉（可以完成性交，但勃起不滿意或有反覆者）6例，無效3例，失訪1例。

【經驗體會】現代醫學認為，嚴重腦外傷後大腦皮層高級中樞抑制作用加強，脊髓勃起中樞興奮性降低，可導致勃起障礙而陽痿。而勃起中樞的解剖部位——骶髓，相當於督脈經的起始段。中國醫學認為：「人之督脈下絡於腎，上注於腦，統領陽經之氣，與男性及生育有關」，又認為：「腎氣賴督脈上通於腦，氣血通和，方能作強」。腦絡與督脈相通，腦絡瘀阻，髓海受損，致使元神不振，不能下通督脈，故陽痿不用。其病機為因傷致瘀，因瘀致痿，需從血瘀髓傷論治方能奏效。所選通竅活血湯，功專通絡開竅，行血化瘀。方中以麝香開竅化瘀，通達諸經為主，芎、芍、桃、紅活血通絡，蔥、薑通陽，黃酒活絡，更增具有通絡興陽作用之蜈蚣、蜂房，填補精髓；涵養奇經之紫河車、鹿茸，補通併用，虛實兼顧，藥症合拍，故療效滿意。

6.雙補四物湯 ⓮

【藥物組成】黃芪30克，山藥20克，蒼朮12克，陳皮10克，熟地15克，杞果12克，巴戟天12克，當歸12克，丹參15克，川芎12克，赤芍12克。

【加減變化】伴陽虛者加仙靈脾15克，菟絲子12克；陰虛火旺者加黃柏12克，生牡蠣15克；肝氣鬱結者加柴胡12克，白芍12克；濕熱下注者加車前子15克，黃芩12克，澤瀉10克。

【功效】益氣健脾，滋陰補腎，活血化瘀通絡。

【適應病症】脾腎兩虛，血脈瘀阻型糖尿病性陽痿。

【用藥方法】每日1劑，水煎服。平均30天為1療程。

【臨床療效】治療25例，其中近期治癒（治療後3個月以內陰莖勃起>90°，性交時75%以上能成功）5例（20%）；顯效（陰莖勃起>90°，性

⓮ 宋澤中，〈雙補四物湯治療糖尿病性陽痿25例〉，《國醫論壇》，1999，(6): 23。

交時50％～75％能成功）8例（32％）；有效（治療後陰莖勃起有改善，性交時25～50％能成功）9例（36％）；無效（用藥前後各項指標無改善）3例（12％）。總有效率88％。

【經驗體會】糖尿病性陽痿是由於控制陰莖勃起的骶副交感神經病變及陰莖動脈異常所致。糖尿病患者常有山梨醇、果糖、葡萄糖在神經細胞內積聚現象，這樣會因滲透壓作用使神經細胞發生腫脹變性；微血管病變包括神經內血管進行性硬化以及供應神經營養的血管閉塞所致循環障礙等。陰莖動脈血管異常包括內膜的纖維增生、中層的纖維化、鈣化以及管腔的狹窄閉鎖，這樣的結果必然阻礙血流到達海綿體，因而影響陰莖的勃起。糖尿病性神經病變如能及早診斷與嚴格控制，則不論周圍神經和植物神經病變是可逆性的。糖尿病性陽痿病人經降糖藥治療後多飲、多食、多尿均不明顯，但多有倦怠乏力，腰膝痠軟，口唇、舌質暗淡或紫暗、瘀斑，陰莖多有瘀斑，龜頭青紫等脾腎兩虛，血脈瘀阻表現。中醫認為，氣充則血行，氣虛則血滯。瘀血阻滯肝腎脈絡，氣血灌注宗筋不利而致陽痿。雙補四物湯中黃芪、山藥益氣健脾，補後天以助先天；蒼朮、陳皮行氣燥濕，以助脾運；熟地、杞果滋補腎陰，填精益髓；巴戟天興陽起痿；當歸、丹參、川芎、赤芍活血化瘀通絡。現代藥理研究表明，黃芪、川芎、赤芍、當歸具有改善微循環，擴張毛細血管，保護內皮細胞，抗凝抗血栓等作用。綜觀全方，脾腎雙補，藥性平和，補而不滯，溫而不燥，可使精盛陽強，瘀去脈通，如此標本兼治，故獲良效。

(四)心脾兩虛

1. 振痿舉陽湯 ⓯

【藥物組成】熟地30克，山茱萸、炒白朮、遠志、巴戟天、杜仲各

⓯ 陳潤文，〈振痿舉陽湯治療陽痿80例療效觀察〉，《山西中醫》，1990，(3)：16～17。

12克，肉蓯蓉、蛇床子各15克，肉桂、茯神各6克，人參、枸杞各9克，黃芪10克，仙靈脾、胎盤粉（吞服）各20克。

【加減變化】病久酌加鹿茸粉1.5克（分沖）或鹿角膠（烊化沖服）。

【功效】益氣健脾，補腎壯陽。

【適應病症】心脾不足型陽痿。

【用藥方法】日1劑，水煎服，10日為1療程，療程間隔1週。

【臨床療效】治療80例，近期治癒76例，有效3例，無效1例。其中陽痿II、III、IV度即舉而不堅或無力半軟者，服藥1療程即可治癒；I度全痿者，2～3個療程出現顯效。

【經驗體會】陽痿的治療當從整體觀念出發，從心、肝、脾、腎著手，特別是以心、腎為重點。陽痿受精神、環境、夫婦感情、情緒、合併症等因素影響，因此在藥物治療的同時，輔以疏導，消除各種不利因素，使氣機條達，藥物得以更好地發揮療效。振痿舉陽湯中胎盤，補氣養血，滋腎益精，屬血肉有情之品。近代研究將胎盤歸於腦垂體激素類作用藥物。國內外研究證明，人參對全身多個系統均有影響，對神經系統有興奮作用，具有性激素樣作用。黃芪補氣，可延長白鼠的動情期，故認為它有類似性激素作用。淫羊藿含多種淫羊藿甙，並含有豐富的維生素E等成分，有雄性激素樣作用。巴戟天助腎陽，山茱萸補肝腎、添精髓、安五臟。陽痿與情志有關，故配以茯神、遠志寧心安神，人參、白朮補心脾，從而達到心腎相交，治療本病的目的。

2. 起陰湯 ⑯

【藥物組成】紅參、棗皮、柏子仁各10克，熟地35克，黃芪25克，白朮、巴戟天、枸杞子、烏藥各15克，五味子、遠志、肉桂各6克。

【功效】滋養心脾，益腎壯陽。

---

⑯ 盧先樹，〈起陰湯加味治療40例老年陽痿〉，《實用中醫內科雜誌》，1991，(3)：42。

【適應病症】心脾不足型陽痿。

【用藥方法】日1劑，水煎早晚分服。服藥期間禁房事，療程1～3週。其中有效（陰莖勃起有力，性生活能正常進行，持續10分鐘以上）8例；無效（臨床症狀有所改善，但性生活不能進行）4例。

【經驗體會】筆者認為老年陽痿是由於心腎不交所致。心氣不足，則心火不能下降於腎；腎精不足，則腎水不能上濟於心，氣弱精虛。起陰湯功在上補心下補腎，方中紅參、黃芪大補心之氣火；用大劑量熟地補腎精；巴戟天、肉桂溫補腎陽；枸杞子色赤入心，能平補心腎之陰陽；烏藥溫腎行氣，五味子、柏子仁、遠志寧心安神，棗皮、白朮健脾和胃。除藥物治療外，還要從心理上幫助，消除思想顧慮，去掉世俗偏見的壓力，為其保守隱私，恢復可能性更大。

3.振陽扶痿飲 ❼

【藥物組成】絞股藍30克，淫羊藿、生黃芪、白芍、生地黃各12克，露蜂房、枸杞子、菟絲子、車前子、肉蓯蓉各8克，山茱萸、羊鞭各5克。

【功效】補益氣血，溫腎通陽。

【適應病症】心脾不足型陽痿。

【用藥方法】日1劑，水煎2次取濃縮液150ml，加防腐劑備用。50ml／日3次口服。1個月為1療程，療程間隔7日。

【臨床療效】治療301例，其中治癒（服藥1療程恢復正常，停藥6月未復發）189例；顯效（2療程後恢復正常，停藥3月未復發）55例；好轉（性慾基本正常，陰莖勃起角度小於90°）32例；無效25例。總有效率91.69%。

【經驗體會】臨床運用振陽扶痿湯輔以心理疏導、性感集中訓練獲得較好的療效。本方以絞股藍、生黃芪、淫羊藿為主藥，絞股藍益氣生津，補而不燥，優於人參，生黃芪益氣，淫羊藿補腎增強性機能。肉蓯

---

❼ 路榮貸，〈振陽扶痿飲治療陽痿301例療效觀察〉，《河北中醫》，1992，(2)：31～32。

蓉、枸杞子、菟絲子補腎，生精壯骨。白芍、生地黃、山茱萸、車前子填補腎精，達陽舉而不早泄，延長性交時間。全方共奏振陽益氣、扶痿填精之功，其機理可能與其興奮神經中樞、增強性激素的分泌與代謝有關。

㈤腎陽衰微

1. 陽春藥 ⓲

【藥物組成】菟絲子、製何首烏各200克，枸杞子300克，水煎2次，每次2小時，兩次濾過液混合濃縮，加入3倍量95%乙醇，沈澱48小時，過濾後回收乙醇，濃縮成膏狀。淫羊藿、熟地、陽起石各100克，黃芪、肉蓯蓉各50克，水煎2次，濾液合併，濃縮成膏狀，與上膏混合，低壓乾燥、研粉、過80目篩。水貂鞭20克，鹿茸10克，羊鞭膠50克，廣狗腎膠100克，研粉，過80目篩，混勻。

【功效】補腎壯陽。

【適應病症】腎陽虛陽痿。

【用藥方法】製成顆粒，裝入膠囊，每粒含藥0.22克，每次2～3粒，日3次。

【臨床療效】治療105例，其中痊癒20例，顯效20例，好轉41例，無效24例，總有效率77.1%。

【經驗體會】陽痿病多由腎陽虛衰、或勞心過度，或濕熱下注，致宗筋弛縱者。但病機的重點是以腎陽虛衰為主。故臨床多以補腎、填精、壯陽為常用之法。本方即根據此病機而設。方中水貂鞭、羊鞭、廣狗腎、鹿茸大補元陽，且係血肉有情之品。輔以淫羊藿、菟絲子、肉蓯蓉補腎壯陽。熟地、何首烏、枸杞子滋補肝腎、養陰益精。佐黃芪補氣，陽起石助陽。諸藥配伍，共奏補腎壯陽、益腎補虛之功。症狀好轉後，應及

⓲ 郝樸，〈陽春藥治療陽痿105例臨床觀察〉，《中西醫結合雜誌》，1984，(2)：117。

時作好衛生指導及患者家屬的思想工作，取得配合也十分重要。

　　2. 壯陽靈 [19]

　　【藥物組成】淫羊藿、仙茅、菟絲子、石楠葉、枸杞子、丹參各10克，黃精20克。用燒酒1000ml浸泡，滲濾法提取後，加調味劑，併調酒精濃度至28°。

　　【功效】補腎壯陽。

　　【適應病症】腎陽虛陽痿。

　　【用藥方法】30ml睡前1次服，或每次15ml，午、晚2次服，連服30天為1療程。服藥期間忌房事或忌食酸、辣食物。

　　【臨床療效】治療陽痿359例，有效323例，無效36例，有效率90%。

　　【經驗體會】男性不育通常由於稟賦不足或後天虛損太過所致。故治當脾腎同補。方中仙靈脾、仙茅、石楠葉溫補腎陰，菟絲子扶陽兼益陰，枸杞子滋補腎精，黃精補中益氣，丹參養血安神。全方補腎壯陽、益精寧神、健脾益氣。現代醫學認為，精子活力與精囊所分泌的果糖有直接關係，如人體果糖攝入不足，精液中果糖減少，精子活力減低，維生素A、E缺乏對精子活力有很大影響。方中藥物皆含有豐富的果糖和維生素A、E，這對精子活力減低者具有對症治療作用。仙靈脾具有雄性激素樣作用，實驗證明能促進精液分泌，人服用後，尿中17-酮類固醇排泄量明顯增加，說明具有促進性腺功能的作用，這與現代醫學以雄性激素治療男性不育相吻合。酒既是興奮劑，又是藥物。本方以酒為使，引導諸藥，迅速奏效。

　　3. 興陽丹 [20]

　　【藥物組成】生黃芪30克，當歸、山藥、茯苓、韭子、淫羊藿、黃

[19]　金亞城，〈壯陽靈治療男性不育與性功能障礙473例療效觀察〉，《中醫藥研究》，1989，(6)：34～35。

[20]　喬振綱，〈興陽丹治療陽痿239例療效觀察〉，《河南中醫》，1992，(3)：123～124。

柏、巴戟天各15克，白芍20克，蜈蚣5條，海狗腎1條，精硫磺3克，製馬錢子1克，鹿角膠、胎盤粉各10克。

【功效】補腎固氣。

【適應病症】精神性陽痿腎氣虛者。

【用藥方法】共為細末，混勻裝膠囊。每次7～10粒，早晚空腹溫開水或少量黃酒沖服，服藥期間大量飲水，戒房事。同時配合性感集中訓練，自我康復鍛練，並予對症治療。

【臨床療效】治療239例，其中治癒52例，顯效68例，有效99例，無效20例，有效率為91.6%。本法對精神性陽痿效果最好。

【經驗體會】現代醫學認為本病主要由於性神經機能低下或性腺發育不全，性激素分泌不足或陰莖供血不足所致。興陽丹選用生黃芪、當歸、白芍益氣升舉，活血養血；山藥、茯苓益氣健脾，既化痰除濕，又助精血化源；仙靈脾、巴戟天、韭子溫補腎陽，以振奮性機能；胎盤粉、海狗腎、鹿角膠均為血肉有情之品，可補虛生精，促使性腺發育及性激素分泌；黃柏苦寒，既可清熱燥濕，又可反佐諸藥之溫；精硫磺益火助陽，溫暖下焦，旺盛血液運行；蜈蚣、馬錢子均入肝經，前者走竄之力最速，後者善通經絡，二藥合用，開肝經氣血之鬱閉，使肝氣條達，疏泄正常，經絡通暢，氣血得行，陽痿可痊癒。另外，應加強對未婚青年的性教育，使之養成良好的性習慣，戒除手淫惡習，解除其思想壓力。對慢性前列腺炎引起的陽痿，必須同時或首先治療前列腺炎，炎症不除，則陽痿難以徹底治癒。

4.三寶振雄丹 ㉑

【藥物組成】蛇床子、蜈蚣各16克，當歸、地龍各14克，茯苓13克，薏苡仁、巴戟各15克，淫羊藿、枸杞子各30克，菟絲子、鎖陽、鹿茸各25克，肉蓯蓉20克，黃芪60克，龍膽草10克，肉桂3克，人參20克。研細

㉑ 陳長義，〈三寶振雄丹治療陽痿1896例療效觀察〉，《新中醫》，1993，(6): 39。

末，過100目篩，製為丸劑或片劑。

【功效】補腎壯陽。

【適應病症】腎陽虛陽痿。

【用藥方法】5克/日2次，黃酒或白酒送服，12日1療程。忌食生冷，第1療程內忌房事。

【臨床療效】共治療1896例，其中近期治癒1399例，好轉438例，無效59例，總有效率96.9%。

【經驗體會】陽痿，是男子陰莖不能勃起，或勃起程度不夠，或在性興奮時能勃起，但在性交時即萎軟，並多伴有早泄，或無性慾，或性慾減退等表現。臨床觀察發現，此類患者不論年齡大小，都有提前衰老的徵象，而衰老的根本在於腎。因此，三寶振雄丹以補腎抗衰藥為本，加上養血補氣藥，苦味堅陰藥，淡滲利濕藥，諸藥合用，共奏抗老回春，補益肝腎，壯陽起痿之功效。

5.中藥外敷方 ㉒

【藥物組成】取蔥白適量搗碎成餅，包蛇床子、急性子各40%，罌粟10%，蟾酥8%，外裹白紙2層，用清水浸濕，置火中煨熱，換紙再煨，反覆7次，去蔥白，兌麝香2%，共研極細粉，貯瓶備用。

【功效】補腎壯陽。

【適應病症】腎陽虛陽痿。

【用藥方法】性交前，用50白酒調藥粉0.1～0.3克成稀糊狀，塗於龜頭及冠狀溝處，30分鐘左右，溫開水洗淨，即可性交。

【臨床療效】治療104例，其中痊癒84例，占80.77%；好轉12例，占11.54%；無效8例，占7.69%。

【經驗體會】陽痿發病中，以精神性陽痿為多。本方對精神性陽痿療效佳。方中蛇床子有性激素樣作用，力擅溫腎興陽；急性子利關通竅；

㉒　王廣見，〈中藥外敷治陽痿104例〉，《新中醫》，1993，(12)：37～38。

罌粟透肌達骨，通絡開竅；蟾酥毒素強心增加血循環，興奮橫紋肌，啟閉散鬱，凌氣開竅。麝香酮小劑量既能興奮中樞神經系統，麝香酊能加速血液循環，芳香快氣，通膝化陽。大蔥辛溫通陽，專行肌膚。全方集辛溫散鬱、興陽通絡、利關開竅、起痿振廢之藥為一體，直接用於病所，其效快速。本方安全可靠，使用方便，又無任何副作用。

6.慎言壯元臍貼 ❷

【藥物組成】淫羊藿、蛇床子、陽起石、生硫磺、五倍子、麝香等。

【功效】補腎壯陽。

【適應病症】腎陽虛陽痿。

【用藥方法】將上藥研細末，做成藥芯。取神闕穴，常規消毒，將本品的藥芯對準穴位貼上固定。2日換1次，15次為1療程。

【臨床療效】治療136例，其中痊癒129例，占94.9%；好轉6例，占4.4%；無效1例，占0.7%。總有效率99.3%。

【經驗體會】陽痿病機複雜，一般認為腎陽不足、肝經病變、脾胃病變、精血內阻、痰濕阻絡等原因導致總筋失養而發病。有統計資料表明，絕大部分陽痿是由於腎陽虧虛，命門火衰，並有精神因素而發。慎言壯元臍貼具有溫補腎元、壯陽抗衰之功效。根據「內病外治」的理論，外敷神闕，藥物通過皮膚吸收，經脈的循行，直達病所起到治療作用。再者，虛證求補，欲速而不達，外敷肚臍吸收藥物，作用均衡持久，通過穴位經絡調整，多獲良效。治療時還需配合心理治療。臨床應辨證論治，配合口服中藥、氣功、按摩等，有助於本病的治療。

7.治痿湯 ❷

【藥物組成】山茱萸、枸杞子、菟絲子、沙苑蒺藜各30克，仙茅、

❷ 李積敏，〈慎言壯元臍貼治療陽痿136例總結〉，《貴陽中醫學院學報》，1994, (1)：24。

❷ 尹立新，〈自擬治痿湯治療陽痿274例觀察〉，《實用中醫內科雜誌》，1995, (1)：45。

蛇床子、淫羊藿、巴戟天各25克，當歸、熟地各20克，葫蘆巴15克，肉桂10～15克。

【加減變化】心脾兩虛加黨參、黃芪；恐懼傷腎加龍骨、牡蠣、遠志；肝鬱加柴胡、香附。

【功效】補腎壯陽。

【適應病症】腎陽不足兼有心脾兩虛之陽痿。

【用藥方法】日1劑，水煎服，16劑為1療程。

【臨床療效】治療274例，其中治癒226例，占82.5%；好轉40例，占14.5%；無效8例，占3%。總有效率97%。

【經驗體會】中醫認為，陽痿多因房事太過，或手淫無度，或受驚恐，或因其他一些慢性疾病，心脾兩虛，致使陰精暗耗，久之損及腎陽，命門火衰所致。本方重在補益腎精，壯腎陽。諸藥協調，氣血陰陽兼顧，壯陽於補陰之中，使陽痿得以治癒。

8.陽威藥酒 ㉕

【藥物組成】淫羊藿、熟地、肉蓯蓉、菟絲子、補骨脂、何首烏、巴戟天、蛤蚧等，酒精25.5°。

【功效】補腎壯陽。

【適應病症】腎陽虛陽痿。

【用藥方法】均20ml/日2次口服。

【臨床療效】治療120例，其中痊癒19例（30.6%），顯效23例（37.1%），有效15例（24.2%），無效5例（8.1%）。

【經驗體會】本方由補腎益精、溫陽起痿的中藥組成。用以治療腎陽不足型陽痿，故對陽痿患者出現的畏寒肢冷、陰器發涼、腰膝痠軟等症狀有明顯的緩解作用。動物實驗證明，本方能提高去勢大鼠陰莖對外

㉕ 賈玉森，〈中藥藥酒治療陽痿120例療效觀察〉，《北京中醫藥大學學報》，1995，(5)：62。

部刺激的興奮性，能使雄鼠交配能力明顯增強，可使陽虛症狀緩解，甚至消失。本方在應用過程中未發現不良反應，但對平素滴酒不沾的患者慎用或忌用。

9.壯陽益腎疏肝湯 ㉖

【藥物組成】熟地20克，山萸15克，巴戟天15克，仙茅15克，淫羊藿30克，麥冬15克，杜仲15克，枸杞25克，菟絲子20克，五味子15克，白朮15克，黃芪30克，當歸25克，白芍25克，柴胡10克，甘草15克。

【功效】補腎壯陽，疏肝解鬱。

【適應病症】腎陽虛陽痿。

【用藥方法】早晚各1次，水煎服，每劑藥服3次，12劑為1療程。

【臨床療效】治療52例，其中治癒（用藥在1個療程內，就能完成性交過程，並且能達到性高潮者）32例（56.14%）；好轉（用藥在2個療程內，基本能完成性交過程，較治療前有明顯好轉者）19例（33.33%）；無效（用藥在2個療程以上，無明顯好轉者）6例（10.53%）。總有效率89.47%。

【經驗體會】陽痿即陽事不舉或臨房舉而不堅之症。陽痿多由恣情縱慾，或少年誤犯手淫，致命門火衰。治療理當壯陽益腎，但按照此法治療，往往效果並不十分理想。在臨床中，知常達變，著眼於肝腎同治，在壯陽益腎藥中適當加一點疏肝解鬱的藥物，多獲效驗。方中巴戟天、麥冬、仙茅、淫羊藿、杜仲、菟絲子壯腎陽，益精髓，強筋骨；黃芪、白朮、當歸、熟地補氣養血；山萸、枸杞補益肝腎；五味子補腎固精，收納腎氣；白芍、柴胡疏肝解鬱，甘草調和諸藥。本方肝腎同治，陰陽並補，補氣養血，壯陽益腎，疏肝填精，治療陽痿，每獲佳效。

㉖ 李興樓等，〈壯陽益腎舒肝湯治療陽痿57例臨床觀察〉，《吉林中醫藥》，1995，(5)：28。

10.地黃飲子加減 ❷⑦

【藥物組成】熟地、茯神、山萸、丹參各15克，巴戟天、石斛、肉蓯蓉、五味子、麥冬、石菖蒲、遠志、杞果各10克，製附片3克，肉桂（後下）2克。

【加減變化】陰虛者去肉桂、附片、肉蓯蓉，加生鱉甲、生牡蠣；火衰者去石斛，加仙靈脾、仙茅；心脾兩虛者加棗仁、當歸；恐懼膽怯者加龍骨、牡蠣、膽南星；肝鬱者加柴胡、白蒺藜；濕熱者去肉桂、附片，加萆薢、羌活；瘀阻者加川芎、蜈蚣；氣血不足加黃芪、當歸、首烏。

【功效】滋腎陰，補腎陽。

【適應病症】腎虛陽痿。

【用藥方法】水煎服用，每日1劑，1個月為1療程，併用言語疏導，解除患者心理、精神上的壓力，疏暢情志，煙酒等。

【臨床療效】治療40例，其中治癒（陰莖勃起堅而有力，同房能成功）21例；好轉（陰莖勃起堅而有力，或時好時差，或勉強成功或不成功）5例；無效（陰莖勃起雖然有進步，但同房不能成功，或治療前後無變化者）4例。總有效率90%。其中療程最長者90天，最短者5天。

【經驗體會】本病病因病機複雜，涉及臟腑廣泛，歷代醫家說法不一。《類證治裁》說：「傷於內則不起，故陽痿，多由色慾竭精或思慮傷神……」；《外臺秘要》又說：「病源腎開竅於陰，若勞傷於腎，腎虛不能榮於陰氣，故痿弱也。」究其成因，一源於病者恣情縱慾，不知持滿，心懷慾念，暗耗腎精；二起因醫家囿於傳統之說，溫熱雜投，助火劫陰，陰精虧損難復。蓋男子以精為根，以氣為用，陽物振作雄壯賴陰精陽氣為其物質功能之基礎，筆者認為精血陽氣不足以外榮陰道，日久陰器不用，傷及心神，性神經興奮抑制功能失調為其主要病機，治當上下兼顧，

---

❷⑦ 王勁松，〈地黃飲子加減治療陽痿40例〉，《四川中醫》，1996, (10): 26。

陰陽併調為法。選用原本為主治「舌強不能言，足廢不能行」的地黃飲子，治下治本，配以杞果、丹參對其性神經衰弱具有調節作用。現代藥理研究本方具有促進下丘腦正中隆突與垂體門脈直接有關的血循環，促進腎上腺皮質增殖與類固醇類激素釋放；激發下丘腦—垂體—腎上腺軸的功能，改善機體神經內分泌的調節，從而達到「滋腎陰、補腎陽」的目的。同時本方又具化痰開竅、鎮靜安神之功，以改善其「性焦慮」之精神心理症狀。故臨證加減運用，其效甚捷。

11.二仙六味地黃湯 ㉘

【藥物組成】仙茅、仙靈脾、巴戟天、山藥各重5克，桑寄生12克，生熟地黃各24克，陽起石、枸杞子、茯苓、澤瀉、丹皮、山萸肉各10克。

【功效】補腎壯陽。

【適應病症】腎陽虧虛型陽痿。

【用藥方法】每日1劑，水煎2次早晚服。

【臨床療效】62例腎陽虧虛型陽痿全部臨床治癒。性慾增強，陰莖堅舉，恢復正常性生活，頭暈、耳鳴、目眩、腰膝痠軟及四肢不溫等症狀消失或改善，舌脈恢復正常或改善。半年內無復發。治療天數最短3天，最長45天，平均14天。

【經驗體會】陽痿之發生，多由房事不節，或犯手淫，或大驚卒恐，或憂思過度，或素體虛羸，或久病體差，或濕熱下注等因素所致。《類證治裁》曰：「傷於內則不起，故陽之痿，多由色慾竭精，或思慮勞神，或恐懼傷腎……宗筋弛縱而致陽痿者。」即是概括了陽痿之病因病機。陽痿表現雖在前陰，但歷代醫家認為其與肝、腎、脾、胃諸臟腑關係甚密。因腎藏精，為生殖之根；肝主筋，陽明主宗筋，此陽明即脾胃，而前陰乃為宗筋之會。故肝、腎、脾、胃有傷，每致宗筋縱，病為陽痿。臨床所見，陽痿有虛實之異，虛者起病緩慢，多先有遺精、早泄，後漸致陽

㉘　馬萬松，〈自擬二仙六味地黃湯治療陽痿62例〉，《四川中醫》，1997, (10): 26。

痿；實者起病急驟，多無先兆之候，然臨床上所見之陽痿實以虛證為多，正如張景岳所曰：「火衰者，十居七八，火盛者僅有之耳。」筆者自擬二仙六味地黃湯所治之陽痿，皆屬腎陽虧虛之症，蓋因仙茅、仙靈脾辛溫，補腎壯陽，專入腎家以鼓舞陽氣；陽起石鹹溫，入腎，能溫腎壯陽，長於補胃氣，暖下元，振興前陰；桑寄生苦、甘、平，入脾腎，養血化精，寓補陽於補陰之中；六味地黃湯乃補腎陰之專方，腎陰得滋，陰生陽長，命門遂充，故以上藥組方共奏補腎助陽以興陽道之功。

12.中藥熏洗方 ㉙

【藥物組成】淫羊藿、蛇床子、韭菜子各30克，葫蘆巴、肉桂、丁香各15克，合併慢性前列腺炎加地龍、穿山甲各10克，乳香、沒藥各10克。

【功效】補腎壯陽。

【適應病症】腎陽虛型陽痿。症見畏寒肢冷，陰囊陰莖冰涼冷縮或局部冷汗多，或腰膝痠軟，頭暈耳鳴，或小便清白頻多，精液清稀，精子活動力低下，舌質淡苔薄潤，脈沈細無力，右尺尤甚。

【用藥方法】上藥加水4000ml，浸泡半小時後水煎至2500ml左右，先熏後浸泡陰囊及陰莖，每晚睡前1次，每次20～30分鐘。每劑藥夏天使用2天，冬季可使用4～5天，每次用時加溫至微沸後應用，10天為1療程，輕者1個療程可見效，重者連續用3～4個療程。病情好轉後仍熏洗一段時間，可隔日熏洗1次，以鞏固療效。

【臨床療效】治療40例，其中痊癒（陰莖勃起良好，性功能恢復正常）19例，占47.5%；顯效（陰莖勃起時間短，性功能尚可）10例，占25%；好轉（陰莖勃起而不堅，有性慾，但不能進行性生活）7例，占17.5%；無效（治療前後無變化）4例，占10%。總有效率90%。

㉙ 張靈芝等，〈中藥熏洗法治療陽痿40例〉，《河北中西醫結合雜誌》，1998，(3)：373。

【經驗體會】此型陽痿多先天稟賦不足，元陽虧虛或少年誤犯手淫或恣情縱慾，房事太過損傷腎精，精不化陽，以致散亂。方中淫羊藿、蛇床子、韭菜子、肉桂、葫蘆巴等補腎壯陽，是內服治療陽痿的常用藥。中藥熏洗的方法無痛苦，無副作用，藥物直接與皮膚接觸，具有滲透吸收快、藥力直達病所之效，可謂藥導力雄。在熏洗中借助溫熱之功，疏通局部氣血，使助陽和通絡之力並行。本方藥雖辛燥，然而外用熏洗無傷陰之弊，方中使用丁香除濕助陽之外，更借其香竄之力使其效速。

13. 起陽亢痿散 ❸⓪

【藥物組成】蜈蚣、蛤蚧、淫羊藿、當歸、赤芍、甘草，按1：1：1：3：3：3的比例，共研細末，過90～120目篩。蜈蚣、蛤蚧不得烘烤及去頭足，以免減低藥效。

【功效】補腎壯陽，疏肝開鬱。

【適應病症】腎陽虛陽痿。

【用藥方法】每日2次，每次6克，空腹用白酒或黃酒送服。30天為1療程。服藥期間忌食生冷及惱怒，同時進行心理疏導治療，講解有關性知識，消除患者對性交的恐懼心理，增強戰勝疾病的自信心。

【臨床療效】治療62例，其中治癒（臨床症狀消失，陰莖勃舉堅而有力，能正常完成性交）45例；好轉（臨床症狀基本消失，陰莖勃舉有不同程度好轉，基本上能進行性交）13例；無效（經1個療程治療，陰頸勃舉無變化，無法完成性交）4例。總有效率93.5%。一般服藥後7天左右見效，有合併症及年齡較大的患者見效較晚，一般在15天左右。

【經驗體會】陽痿指陰莖不能勃舉，或舉而不堅，《內經》中稱為「陰痿」，張景岳曰：「陰痿者陽不舉也」，說明陰痿即陽痿。歷代醫家認為陽痿的發病多與肺腎有密切關係。《景岳全書》：「凡男子陽痿不起多由命門火衰，精氣虛冷或七情勞倦損傷陽之氣多致此症。」陽痿的常見類型是腎

---

❸⓪ 高文新，〈起陽亢痿散治療陽痿62例〉，《陝西中醫》，1998，(5)：208。

虛。肝主疏泄，主司情志活動的調節，其經脈繞陰器為宗筋之會。若肝腎為病，命門火衰，宗筋失養而馳緩，則陽痿不舉。方中蜈蚣辛溫入肝經，其性走竄，通經逐邪，疏肝開鬱，條達宗筋；蛤蚧、淫羊藿補腎壯陽，振奮性機能，能使陰莖壯大堅硬；當歸、白芍既能養血柔肝、榮養宗筋，又能制蜈蚣辛溫傷陰之弊；甘草培補中土以養先天。諸藥合用，氣血兼顧，經臟同治，補中有通，寓通於補之中，共奏其效。配合必要的心理治療，可收事半功倍的效果。

(六)腎精虧虛

1. 龜鹿補腎湯 ㉛

【藥物組成】鹿角膠（熔化）、龜板膠（熔化）、枸杞子、肉蓯蓉各12克，炙黃芪18克，熟地20克，淫羊藿、益智仁（打碎）各9克，巴戟天、陽起石（先煎）各15克。

【加減變化】腰痛甚者加杜仲12克，菟絲子10克；腎陽虛者鹿角膠加倍量；血虛者加何首烏15克，當歸12克；氣虛者加黨參12克，山藥15克。浸酒服者，加狗鞭1～2條，麻雀2～4隻（去毛及內臟，焙乾）。

【功效】滋陰益陽，補腎填精。

【適應病症】腎陰虧損陽痿。

【用藥方法】每日1劑，加清水800ml，煎至250～300ml，分2～3次於飯前服。若浸酒服，則取上方藥2劑，加三花酒3000ml，密閉浸泡15日以上即可服用，每日服2次，根據酒量，每次30～40ml，早晚分服。

【臨床療效】治療14例，經半年以上隨訪，其中痊癒（陰莖勃起完全，性交無異常感）11例；好轉（陰莖有時能完全勃起）1例；無效（陰莖完全不能勃起）2例，均為先天性陽痿。

【經驗體會】陽痿為陽事不舉，或臨房舉而不堅的一種病症，《內經》

㉛ 葦佩廷，〈自擬龜鹿補腎湯治療陽痿病14例〉，《廣西中醫藥》，1983，(4)：27。

稱之為「陰痿」。本病病因和病機比較複雜，涉及的臟腑亦廣，歷代醫家
對本病的發病機理說法不一。如《靈樞・邪氣臟腑病形篇》說：「腎脈大
甚為陰痿。」《經筋篇》又說：「足厥陰之筋，其病……陰器不用，傷於內
則不起。」根據陽痿病人的臨床表現，筆者認為陽痿病的成因，主要是由
於腎陽虛損，陽明氣衰所致，然而濕熱下注，宗筋弛縱而致陽痿者亦有，
但臨床較為少見。蓋腎為先天之本，生殖發育之源，主藏精，內寄命門
之火，開竅於二陰。中醫所說的腎，包括內腎和外腎兩個方面，外腎相
當於現代醫學所說的睪丸，為男子之生殖腺，故腎氣的盛衰，可直接影
響到男子性功能的強弱，腎氣盛，精氣足，則陽事舉而堅實。反之，恣
情縱慾或手淫過度，陰精內耗，腎氣虛損，命門火衰，精氣虛寒，則陽
事痿而不用，故腎虛是造成陽痿病的主要因素。然陽明乃為水穀之海，
五臟六腑營養精微之源泉，陽明氣衰，水穀不充，化生無源，不僅直接
影響腎的生理功能，造成腎虛而陽痿，而且陽明主潤宗筋，陽明氣衰，
氣血生化不足，筋脈失於潤養，宗筋不振亦可導致陽痿。因此，本病在
治療上，除滋腎壯陽外，必須兼以補中益氣。腎氣盛，精氣足，中氣旺
則陽痿自趨痊癒。筆者自擬「龜鹿補腎湯」，方中枸杞子甘平，肉蓯蓉甘
酸鹹溫，巴戟天甘辛微溫，益智仁辛溫，淫羊藿辛香甘溫，陽起石鹹而
微溫，均入腎經，能溫腎壯陽，補命門之火兼益精氣；炙黃芪甘而微溫，
入脾、肺二經，能補中益氣，以消除陽明之氣衰；又陰陽互根，腎陽虛
損日久，必然導致腎陰之不足，故又以熟地黃之甘而微溫滋補腎陰兼補
養肝血，妙在龜、鹿二味，兩者均為骨肉有情之品，入肝、腎二經，既
可滋腎壯陽，填精補髓，又可防止上述補陽藥物燥熱傷陰之弊，使陰陽
保持相對平衡，實為治療陽痿之要藥。諸藥合用，具有補腎壯陽，填精
補髓，益氣補中之功，藥中病機，故臨床可取得滿意的療效。

2. 地龍湯 ㉜

【藥物組成】乾地龍、淮山藥、山萸肉、菟絲子、天門冬、枸杞子、龜板膠（烊化）各10克，熟地黃、生牡蠣各12克，丹皮6克。

【加減變化】陰虛火旺熟地易生地，去枸杞子、菟絲子，加知母、黃柏；肝氣鬱結加合歡皮；心神不寧加酸棗仁、炙遠志；濕熱下注加萆薢、車前子；遺精加蓮鬚、金櫻子。2丸／日2次，淡鹽水送服。

【功效】滋陰補腎通絡。

【適應病症】腎陰虛陽痿。

【用藥方法】每日1劑。鞏固期處方：乾地龍、龜板膠、熟地黃各40克，生牡蠣70克，淮山藥、枸杞子、菟絲子各30克，鹿角膠、山萸肉、粉丹皮、巴戟天、鎖陽、肉蓯蓉、懷牛膝、酸棗仁各20克，蛤蚧1對，共煉蜜為丸，每丸9克。

【臨床療效】共治療38例，其中痊癒33例，好轉5例。

【經驗體會】地龍湯由甘涼滋陰藥為主組成。方中熟地黃填真陰，山茱萸、枸杞子養肝血，以加強滋陰養血之效，淮山藥健脾益腎，菟絲子調補腎陰腎陽，丹皮清瀉肝火，天門冬養陰清熱。選用地龍為主藥，乃為民間一老中醫用地龍治陽痿經驗。現代藥理研究證明地龍中含有多種氨基酸，可提高性功能，且乾地龍只宜研末水泡服，煎煮後容易破壞氨基酸成分，影響療效。龜板屬有情之品，滋陰能力較強。後期腎陽虛階段選用鹿角膠、肉蓯蓉、鎖陽，三藥雖補陽，但溫而不燥，具有補腎陽益精血之功。龜板膠與鹿角膠用量比例為2：1。鹿角膠用藥指徵一般要在舌質轉淡紅，苔上有津才用。腎陰虛型陽痿開始治療以湯劑為好，量不宜大，藥要久煎，多逐漸出現效果，待起效後再用蜜丸鞏固療效。若起效慢者，應加以開導，消除思想負擔。服藥期間忌食辛辣煎炒，遠房事。伴有慢性前列腺炎患者，療程一般會長些，前列腺炎治癒得快，

㉜　熊健，〈腎陰虛型陽痿38例治療體會〉，《新中醫》，1989，(2)：34～35。

陽痿也好得快。

3. 強腎益精湯 ❸

【藥物組成】海狗腎（或家狗腎）1具，冬蟲夏草3克，兩藥同煎；龜板（烊化）、鹿膠（烊化）、棗皮、澤瀉、丹皮、茯苓各10克，蛤蚧1/2對（研末送服），淮山藥、熟地、淫羊藿各20克，益母草30克。

【加減變化】口苦，口乾，失眠，夢遺，舌紅，脈弦者加龍膽草10克，柴胡10克，茵陳30克；有前列腺炎症者加石葦20克，琥珀10克（兌服），金錢草30克，海金沙10克（包煎）；氣虛血弱者加炙黃芪30克，黨參20克（嚴重者用人參10克），當歸20克；陰虛尿多者加附子、肉桂各10克，肉蓯蓉20克，桑螵蛸10克。

【功效】補腎滋陰，填精益陽。

【適應病症】腎陰虧損陽痿。

【用藥方法】日1劑水煎服，見效後2～3日1劑。14日為1療程。併用補骨脂、淫羊藿、地龍、肉桂、人參、三七、冬蟲夏草、艾葉、硫磺、韭菜子、夜交藤、桃仁、紅花等30餘味藥，烘乾，研末，製成枕心或腹帶，供患者選用。自內服藥3日起隨身使用，1年換藥1次，用2～3年。

【臨床療效】共治療361例，經第1療程治療後，陰莖能勃起並有力，能正常進行性生活者125例，占總數的34.6%；經第2療程治療後性生活正常者136例，占總數的37.6%；經第3療程治療後性生活正常者56例，占總數的15.5%；經第4療程治療後性生活正常者35例，占總數的9.7%。經4個療程治療後陽萎無改善者9例，占總數的2.5%，總有效率97.5%。一年後隨訪，達到治癒標準者196例，占總數的54.3%；好轉標準者146例，占總數的40.4%，無效19例，占總數的5.2%，總有效率94.8%。

【經驗體會】補腎當是治療陽痿的主要方法，應以補腎陽為主，但

---

❸ 張凡鮮等，〈強腎益精袋配合強腎益精湯治療陽痿361例〉，《實用中醫雜誌》，1994，(1)：13～14。

腎陽虛者腎陰亦常不足，因此在用藥時應顧及腎陰。肝氣不疏也是陽痿
的主要原因之一，故疏肝理脾也是不可缺少的。另外適當佐以健脾化濁
的藥物是必要的。病久可導致血瘀，血瘀則氣血難行，因此方中配以活
血化瘀之品。此外，因其他疾病導致陽痿者，應積極治療原發病；消除
夫妻心理障礙，增強患者的自信心，正確的性知識，既不要過分抑制性
要求，但也切忌縱慾。治療後，陰莖勃起有力後，每週同房不能超過2次。

4. 補腎通絡湯 ❸

【藥物組成】熟地黃30克，枸杞子30克，萸肉15克，菟絲子15克，
杜仲15克，牛膝12克，當歸12克，茯苓12克，黨參12克，肉桂6克，蜈蚣
2條。

【加減變化】偏腎陰虛加生地黃、麥冬、五味子；偏腎陽虛加肉蓯
蓉、巴戟天、鹿茸、淫羊藿；脾腎兩虛加黃芪、白朮；陰莖動脈供血不
足者重用牛膝，加紅花、丹參。

【功效】益腎填精，活血通絡，振陽起痿。

【適應病症】腎精虧虛陽痿。

【用藥方法】每日1劑，水煎服。

【臨床療效】60例患者接受治療時間最短7天，最長105天，平均24.27
天。其中治癒36例，好轉21例，無效3例。總有效率95%，治癒者6～12個
月後隨訪，29例療效鞏固，7例復發。復發者有5例用上法治療仍有效。

【經驗體會】據臨床觀察，陽痿以腎虛型較為常見，腎虛型中以腎
精失亢居多。其因有先天不足，腎精匱乏；或房事過度，精血虧耗；或
過勞耗氣，脾失健運，精血化源不足；或用心過度，耗傷心血，傷及腎
精；或過服壯陽之劑，劫奪真陰，均可致精血不足，宗筋失充，陰不濟
陽，陽道痿弱。誠如張介賓所曰：「宗筋為精血之孔道，精血實宗筋之化
源。」精血充則陽道健，精血衰則陽道痿。故補益腎精，實乃治陽痿之大

法。然純用填精之劑，施之臨床，其效平平。深究其因，實為壅補之誤。陽痿患者大多宗筋之絡失於通暢，滋填之劑不能直達病所，精血難以滋榮。故擬補精通絡法治療，方中熟地黃、枸杞子、山萸肉、當歸滋填下元、補養精血；菟絲子、杜仲、肉桂鼓動腎陽，取「陽中求陰」之義；「欲補其精，先養其神，欲養其神，先補其氣」(《王旭高臨床醫案》)，故用黨參、茯苓健運後天脾胃，補氣以生精；牛膝益肝腎、強腰膝、通血脈；蜈蚣辛溫入肝，走竄善行，引導滋填之品直入肝脈，灌養宗筋。諸藥合用有益腎填精、活血通絡、振陽起痿之功。精血充盈，經脈通暢，宗筋得以灌養，陰陽相濟，則陽道自健。另外，治療用藥應注意循序漸進，初期以補益腎精為主，待精血充盈後酌加鹿茸、淫羊藿等鼓動腎氣，振陽起痿。治療期間囑患者暫禁房慾以積蓄腎精，避免過勞熬夜，保持精神舒暢，戒除煙酒等，有助於療效的提高。

二、早 泄

早泄一般是指射精發生在陰莖進入陰道前，或正當進入陰道時，或進入陰道後不久而言，為男性性功能障礙的常見病症之一，臨床可分為原發性及繼發性早泄兩種：原發性早泄是指自從首次性生活開始即有早泄；繼發性早泄是指過去曾有過正常射精功能的男子，以後逐漸出現早泄。其發病機制總由疏泄失常，約束無能，或腎虛封藏失職，固攝無權所致。臨床常見有濕熱下注、擾動精關，腎陰虧虛、相火偏亢，腎氣不足、封藏失職等證型，其治療當清熱利濕、滋陰瀉火、溫腎固澀等。

(一)肝經濕熱

——龍膽瀉肝湯 ㉟

【藥物組成】龍膽草、山梔子、黃芩、黃柏、丹皮、赤芍、川牛膝、

㉟ 肖洲南，〈龍膽瀉肝湯加減治療早泄60例臨床觀察〉，《上海中醫雜誌》，1998，(8)：26。

車前子（包煎）各10克，柴胡8克，生地15克，生甘草6克。

【加減變化】伴生殖道感染者減丹皮、赤芍，加敗醬草、白花蛇舌草；伴焦慮、畏懼、心慌者減丹皮、赤芍，加酸棗仁、龍齒；伴性慾減退者減生地、丹皮、赤芍，加仙靈脾、補骨脂、菟絲子；伴性慾亢進者黃柏、牛膝增加至15克。

【功效】清熱利濕瀉火。

【適應病症】肝經濕熱型早泄。

【用藥方法】上方每日1劑，水煎分2次溫服。每5劑為1療程。一般治療1～3個療程。

【臨床療效】治療60例，其中顯效（能插入，性交時間為5分鐘）23例；有效（能插入，性交時間2～5分鐘）31例；無效（服藥3個療程後，症狀無改善）6例。其中1個療程有效者16例，2個療程有效者23例，3個療程有效者15例。

【經驗體會】中醫認為，早泄的病因病機以肝氣鬱結、肝經濕熱、相火熾盛、心脾兩虛、心腎不交、腎氣不固、陰虛火旺為主。筆者臨床觀察發現，原發性早泄多以肝氣鬱結、肝經濕熱、相火熾盛為主，選用龍膽瀉肝湯加減以瀉肝膽實火、清三焦濕熱，收到較理想的療效。據《中藥大辭典》記載，該方中大多數藥物有降低血壓、減慢心率、鎮靜、延長睡眠及緩解肌肉緊張的作用，這與性高潮中出現全身性肌強直、心動過速、呼吸急促、血壓升高的反應有明確的針對性。方中減去木通、澤瀉、當歸尾，加用丹皮、赤芍、黃柏、川牛膝，目的是減輕原方的通利作用，而加強清熱涼血瀉火之功，同時牛膝還有引藥下行的作用，更符合原發性早泄的病機。

據60例治療結果分析，對合併生殖道感染者，以清熱利濕瀉火法治之亦有明顯的療效；對因生殖道感染後造成的性慾減退者，治療後性慾可有所增強；對未納入陰道即射精或合併性慾亢進者，療效最明顯，且

多為1個療程治癒；對伴焦慮、恐懼、心慌者，經加減藥物後療效亦較理想。

㈡陰虛火旺

——黃連阿膠湯 ㊱

【藥物組成】黃連5克，白芍、石蓮子、遠志、茯苓各15克，黃柏、桑螵蛸、五味子、柏子仁、阿膠各10克，雞子黃1枚。

【加減變化】心火亢盛加梔子；相火旺盛加龍膽草；腎陽不足加菟絲子、韭菜子；陽痿為主加鎖陽、淫羊藿；早泄為主加龍骨、牡蠣、芡實。

【功效】育陰安神，交通心腎。

【適應病症】心腎不交型早泄。

【用藥方法】水煎取液，阿膠烊化稍涼後將雞子黃兌入藥液，攪勻溫服。治療期間忌食辛辣刺激食品及白蘿蔔、綠豆，忌性生活。

【臨床療效】治療80例，其中治癒36例，好轉40例，無效4例。

【經驗體會】本方治證屬心腎不交。治當育陰安神，交通心腎。方中黃連瀉心火，阿膠養腎陰，合而交通心腎，用為君藥。黃柏瀉腎火，白芍、雞子黃滋腎陰，合而為臣。五味子、柏子仁、遠志寧心安神，桑螵蛸、石蓮子補腎澀精為佐。茯苓健脾滲濕，補中有瀉，以瀉助補，用為佐使。諸藥合用，交通心腎，固澀精關，早泄自止。

㈢腎氣不固

1.秘精丸 ㊲

【藥物組成】金櫻子、芡實、肉蓯蓉各150克，酸棗仁、五味子各100

㊱ 姬雲海，〈黃連阿膠湯加減治療陽痿早泄80例〉，《浙江中醫雜誌》，1994，(7)：305。

㊲ 黃天寶，〈秘精丸加貼臍法治療早泄56例〉，《新中醫》，1993，(7)：39。

克，澤瀉、車前子各60克。

【加減變化】脾腎陽虛加人參、製附子、肉桂；陰虛火旺加知母、黃柏；心腎不交加黃連、肉桂；陰莖勃起不堅加陽起石、枸杞子、仙茅。

【功效】補腎澀精。

【適應病症】腎虛早泄。

【用藥方法】上藥焙乾研末，煉蜜為丸，1丸（12克）/日3次，淡鹽水送服，禁房事，15日為1療程。另以罌粟殼2克，五倍子3克蜜炙為末，以醋調成膏狀裹於臍部，紗布固定，7日換1次。

【臨床療效】治療56例，其中痊癒45例（80%），無效11例。治療時間最短15天，最長45天。

【經驗體會】早泄為過度手淫，或婚後性生活無節制，過於頻繁縱慾，致使腎精大量耗失，腎氣虛弱，精室紊亂，固攝無權，精液不能久藏而外瀉。家傳驗方秘精丸能固鎖精關，使精液不亂外失。方中金櫻子、芡實固腎益精，秘氣，止滑精；肉蓯蓉滋腎壯陽，填精益髓；酸棗仁養心安神；五味子固腎斂精，有養精蓄銳之意；車前子、澤瀉利水滲濕，使補中有瀉，以瀉助補；食鹽為引經入腎。諸藥乃固腎生精之品，溫而不燥，補而不膩，具有陰陽併舉，開闔有度，生化無窮的作用。

2.固陽守陰寧神湯 ❸❽

【藥物組成】肉桂3克，黃芪15克，金櫻子15克，牡蠣30克，沙苑蒺藜15克，山茱萸10克，麥冬5克，知母10克，黃柏10克，黃連3克，柏子仁10克，遠志10克，木香5克，甘草5克。

【功效】固陽守陰寧神。

【適應病症】腎虛早泄。

【用藥方法】水煎，早、中、晚空腹溫服各1次，連服15劑為1個療

---

❸❽ 閔大炳，〈固陽守陰寧神法治療早泄24例臨床觀察〉，《中醫函授通訊》，1995，(5)：33。

程。

【臨床療效】治療24例，其中臨床治癒（可隨意控制射精時間，或性交時間明顯延長，能使女方在性交時得到滿足）20例，占83%；有效（性交時間延長，能在50%以上的機會中使女方得到滿足）2例，占8.5%；無效（性交時間無延長，症狀無改善和治療前一樣）2例，占8.5%。總有效率91.5%。

【經驗體會】現代醫學認為，早泄的發生與精神因素有關，常見為性生活中焦慮、恐懼、緊張、憂愁等原因，以及長期手淫、夫妻性生活不協調，以致性神經長期過度興奮，生殖器敏感，大腦的病理性興奮或脊髓中樞的興奮性增加，性刺激興奮閾值降低，而發生早泄。中醫認為，本病由陰陽失調，精關不固，精液藏泄失常所致。《內經》曰：「陰者，藏精而起亟也，陽者，衛外而為固也。」因此，治療本病宜以固陽守陰寧神為法。方中肉桂補命門相火，固腎中陽氣，守而不走，配黃芪補中益氣，增強腎臟功能；金櫻子、牡蠣攝納固精關，使之陽氣護衛於外而使機體固密，達到陽氣緻密，固護陰精，而不致妄瀉；沙苑蒺藜、山茱萸、知母、黃柏滋腎陰，瀉腎經相火，使之陰精內守。《內經》曰：「凡陰陽之要，陽密乃固。」陰陽的平衡協調關鍵在於陽氣緻密，只有陽氣緻密，陰精才能內守。巧用黃連瀉心火，配肉桂補命火，使之心腎相交，精液開闔有限；用柏子仁、遠志養心安神，更使心腎交通；木香、甘草理氣調和。諸藥同用，可使陽固陰守，精關開闔有時，則早泄自癒。

3. 黃芪地黃湯 ㊴

【藥物組成】生黃芪、金櫻子、牡蠣各30克，沙苑子15克，生地黃12克，丹皮、澤瀉、懷山藥、茯苓、山萸肉、升麻、五味子各10克。

【功效】滋陰補腎固精。

【適應病症】早泄。

㊴　葉炳亮，〈自擬黃芪地黃湯治療早泄55例〉，《浙江中醫雜誌》，1996，(2)：77。

【用藥方法】日1劑，水煎服，7天為1療程，連服2～3個療程。

【臨床療效】治療55例，其中治癒（性交時間延長為5分鐘，1年以上無復發） 25例；有效（性交時間延長<5分鐘，或性交時間延長為5分鐘，但1年內復發者）18例；無效（治療後無進步）12例。治癒25例中，2療程12例，3療程13例。

【經驗體會】早泄是常見的男子性功能障礙，發病率高，病程長，常伴有腰痠、頭暈、尿有餘瀝、舌質紅等氣陰兩虛證。黃芪地黃湯由六味地黃湯化裁而來，方中黃芪、升麻補氣固精，生地、丹皮、山藥、山萸肉、澤瀉、茯苓滋陰補腎，金櫻子、五味子、牡蠣益腎澀精。藥症相符，故能取得較好療效。筆者體會，黃芪為方中主藥，用量應在30克左右，量過小則療效較差。

4. 金櫻子湯 ❹

【藥物組成】金櫻子30克，蓮肉10克，五味子10克，菟絲子10克，沙菀蒺藜15克，芡實15克，蓮鬚10克，龍骨（先煎）15克，牡蠣（先煎）15克。

【加減變化】若偏於脾腎陽虛者加補骨脂、山萸肉、淫羊藿、黨參、製附子；心腎不交者加黃連、肉桂；陰虛火旺者加黃柏、知母；偏於腎陰虛者加生地黃、龜板、女貞子、枸杞子；大便乾結者加肉蓯蓉、當歸；腰痠痛甚者加杜仲、續斷；陰莖勃起不堅者加鎖陽、淫羊藿、陽起石、仙茅。

【功效】補腎澀精止遺。

【適應病症】腎虛早泄。

【用藥方法】每日1劑，水煎分2次服，連服10天為1療程，連服3個療程。另外，同時配用男士香露（細辛5克，公丁香5克，海馬5克，蛇床子3克，淫羊藿3克，75%醫用酒精50ml。將上述中藥去除雜質，浸泡入

---

❹ 林中，〈金櫻子湯合男士香露治療早泄112例〉，《江蘇中醫》，1996，(6)：16。

酒精內30天，爾後將藥液過濾裝入空瓶或帶噴嘴的花露水瓶中，即可作香露使用。每次房事前，向陰莖龜頭部塗擦或噴灑香露1～2次，每次0.5～1ml，經2～3分鐘即可行房事）。

【臨床療效】治療112例，其中治癒（經治療後房事並射精正常者）101例；無效（經3個療程早泄未癒者）11例。治癒率為90.18%。

【經驗體會】現代醫學認為大多數早泄屬精神因素所致，不是病態。筆者認為，行房時持續多久射精，此乃心理所致，若未交即泄，或乍交即泄，以致不能行房，則屬病態。早泄患者大多數婚前有手淫史，或婚後頻繁縱慾，致使腎虛固攝無權，精液失控而外瀉。治宜固腎澀精為主，筆者採用金櫻子湯加味煎服，局部外用男士香露，內外兼施，收效頗佳。

金櫻子湯由金鎖固精丸（《醫方集解》）方加金櫻子、五味子、菟絲子組成。方中沙苑蒺藜、金櫻子補腎益精止遺為主藥；輔以蓮肉、芡實、五味子、菟絲子補腎澀精，益氣寧心；佐以龍骨、牡蠣、蓮鬚澀精止遺，收斂固脫。諸藥合用，既能補腎，又能澀精，標本兼顧。至於治療兼症，可隨症化裁，靈活運用。

男士香露係筆者治療早泄經驗方，由細辛、公丁香、海馬、蛇床子、淫羊藿、酒精等組成。據臨床研究，細辛、公丁香所含揮發油具有表面麻醉作用；海馬、蛇床子、淫羊藿的提取物有類似雄激素樣作用。全方具有補腎壯陽，固精止遺的功效。並且有抑菌和使用方便的特點。常人單獨應用，可增進夫妻性生活和諧。對較嚴重的早泄，與金櫻子湯合用，內外兼治，相得益彰。

治療期間，男士宜清心寡慾，節制性生活，有手淫者應戒絕，同時還要注意少吃寒冷滑利飲食，停止使用容易引起早泄的各種藥物，戒除煙酒，消除緊張恐懼心理，保持良好的心理狀態。

5.早泄湯 ❹

【藥物組成】枸杞、生山藥，熟地、茯苓、五味子、遠志、鹿膠、菟絲子、淫羊藿、生龍骨、知母、鹽黃柏、甘草。

【功效】滋陰降火，益腎澀精。

【適應病症】腎陽虛早泄。

【用藥方法】水煎服，每日1劑，早晚服。治療4週為1療程。

【臨床療效】治療85例，其中治癒（性交時間大於或達到5分鐘，1年無復發者）45例；好轉（性交時間延長小於4分鐘，或性交時間等於4分鐘，1年內復發）21例；無效（治療後無進步）12例。總有效率87.5%。

【經驗體會】早泄湯為趙正元老中醫治療早泄之經驗方，重在滋陰，意在陰中求陽。趙老認為大凡年輕已婚患者，多因房事過度，腎精不充所致。如誤用壯陽之品，使早泄更重。故方中重用熟地、生山藥、枸杞等補腎填精，養陰以求陽，純用陰柔膩滯藥物則有礙陽之弊，故佐以淫羊藿、鹿角膠溫陽之品，以鼓動生發之氣，即「陰中求陽」之謂。龍骨益腎澀精，五味子、茯苓、遠志以交通心腎，俾水火既濟。

現代藥理研究表明淫羊藿具有雄性激素樣作用，能促進精液分泌，興奮神經，促進性機能；鹿角膠含少量卵泡激素，二藥合用均具有促進性腺功能的作用。鹽黃柏能降低性神經系統的興奮性（所謂降相火），減少性衝動，有利於性功能持久。

6.壯腎回春膏 ❷

【藥物組成】生附子、仙靈脾、馬錢子、巴戟天、川芎、紅花等。

【功效】補腎壯陽，活血化瘀。

【適應病症】腎陽虛早泄。

【配製方法】按照藥物所含成分的化學性質，將藥物運用滲瀝法或

❹ 古風江等，〈運用趙正元老中醫「早泄湯」治療早泄85例療效觀察〉，《河北中醫》，1996，(6)：41。

❷ 劉喆等，〈壯腎回春膏治療早泄32例觀察〉，《中醫函授通訊》，1997，(4)：30。

煎煮法進行分類提取，並加以濃縮。將提取、濃縮的藥物成分與油相基質（硬脂酸、單硬脂酸甘油酯、凡土林等）和水相基質（三乙醇胺、蒸餾水）及二甲基亞碸等分別配製，並混合均勻即可。

【用藥方法】穴位貼敷。取穴：神闕。貼藥前將穴位部以清水洗淨，併用酒精棉球行常規消毒，然後將2ml許藥膏填置於臍中，貼以膠布覆蓋。療程：每隔2日換貼1次，以10次為1療程。外陰敷藥。操作：囑患者每晚臨睡前或每於同房前半小時，將藥膏適量塗敷於龜頭及冠狀溝處。療程：每日用藥1次，10次為1療程。

【臨床療效】治療32例，其中臨床治癒（自覺症狀消失，同房開始到射精結束時間達5分鐘以上）24例；顯效（自覺症狀明顯改善，同房開始到射精為止時間達2分鐘以上，不足5分鐘之間）3例；有效（自覺症狀有所改善，同房開始到射精為止時間達1分鐘以上，不足2分鐘）2例；無效（自覺症狀無改善或有所加重，性交時間仍不足1分鐘）3例。總有效率90.63%。

【經驗體會】本療法是受清‧《理瀹駢文》的啟發而研製的。本藥一改過去的傳統口服法為外治法治療，經實踐證明，同樣能夠取得預期療效。其優點在於，藥物經皮膚粘膜吸收較快地滲透入血液之中並可保持較穩定的濃度，故其療效比較確切；給藥不經過消化道，避免了口服給藥對腸胃的不良刺激，以及由此所致的一些不良反應；且能避免消化酶、消化液對藥物的破壞，從而可以使藥物保持更多的有效成分，更好地發揮治療作用。因此，不失為治療性功能障礙的有效方法。

馬錢子經過測定，其中含有生物鹼1.5～5%，主要成分有士的寧。由於士的寧可興奮脊髓的反射機能，而性興奮是受骨盆內的神經叢支配的，只要用藥恰當，可以提高性興奮而促使陰莖勃起與維持。對陰莖勃起血流動力學的研究表明，陰莖的勃起與維持很大程度上取決於動脈血流的增加和陰莖海綿體血管阻力下降。因此，筆者重視利用活血化瘀的藥物

以助陰莖充血勃起，正是中醫所謂「筋為體，以氣血為用」。

7.填精固泄丸 ❸

【藥物組成】山藥60克，甘杞子90克，桑椹子90克，女貞子90克，金櫻子90克，芡實90克，覆盆子90克，山萸肉90克，肉蓯蓉100克，熟首烏120克，黨參90克，白朮90克，炙黃芪60克，肉桂30克，鹿茸30克，海馬30克，龜膠100克。

【功效】溫腎填精，益氣固澀。

【適應病症】腎虛早泄。

【用藥方法】共研細末，煉蜜為丸，每次10克，每日2次，分早晚服，淡鹽湯送服，1個月為1療程。

【臨床療效】治療95例，治療2個療程，其中痊癒（房事時間在20分以上）64例；好轉（房事時間在10分以上）22例；無效9例。

【經驗體會】早泄，其因多由精神因素、病後體虛、手淫、房事過度等所致。歸納不外腎虧氣虛，精關不固。治療應補中健脾、振中宮、生氣血，使宗筋得潤養，填精溫腎助元陽，納氣固泄以堅其形，先後天同時調理，則早泄自癒。方中用山藥、甘杞子、桑椹子、女貞子、熟首烏、龜膠補腎滋陰填精；金櫻子、芡實、覆盆子、山萸肉斂精固泄；黨參、白朮、黃芪補中益氣、健中宮；肉蓯蓉、肉桂、鹿茸、海馬溫腎壯陽。諸藥合用，溫腎填精，益氣固澀。

8.九天靈應散 ❹

【藥物組成】蛇床子15克，五倍子10克，炮附子10克，露蜂房10克，公丁香5克，遠志10克，石菖蒲10克，冰片3克。

【功效】益氣溫腎。

【適應病症】腎氣不足早泄。

❸ 黃迅，〈填精固泄丸治療早泄95例〉，《江西中醫藥》，1998，(1)：8。

❹ 李評，〈九天靈應散外用治療早泄100例〉，《中醫外治雜誌》，1998，(2)：24。

【用藥方法】將上藥水煎後趁熱熏洗陰莖，刺激陰莖時應用Semans氏法。刺激陰莖至快要射精的程度，然後停止刺激，直到興奮高潮減退再刺激陰莖，如此反覆進行。刺激過程在藥液中進行。治療2週為1療程。

【臨床療效】治療100例，其中治癒（治療後3個月內，性交均能成功）34例；顯效（75%以上的性交機會有成功的性生活，射精時間均在性交1分鐘以後）27例；有效（性交時能插入陰道，部分情況下射精在性交1分鐘以後）33例；無效（治療前後，諸症未變）6例。總有效率94%。

【經驗體會】筆者在應用明·龔廷賢《萬病回春》中的九天靈應散外洗治療陽痿的過程中，發現該方對腎氣不足的早泄，亦有明顯的療效。故將九天靈應散加減，外用熏洗以治療早泄。方中蛇床子溫腎壯陽、燥濕殺蟲，五倍子澀精止瀉，共為君藥；臣以炮附子、露蜂房、公丁香等。全方溫腎益氣，除濕殺蟲，進而促進性慾，延長陰莖勃起時間，以達到治療早泄的目的。實際應用中，結合Semans氏法，融中西醫之特長，取得了較好的療效。

9. 滋腎固精湯 ⑮

【藥物組成】巴戟天12克，韭菜子15克，菟絲子12克，製首烏15克，熟地黃15克，當歸12克，白芍9克，桑螵蛸15克，龍骨15克，枳殼9克。

【加減變化】早泄甚者加金櫻子、芡實、山茱萸；兼腎陽虛者加淫羊藿、仙茅、鎖陽；兼腎陰虛者加黃柏、知母、鱉甲；兼氣虛者加黃芪、黨參、山藥。

【功效】補腎固精。

【適應病症】腎虛早泄。

【用藥方法】每日1劑，水煎服。14劑為1療程，連續治療1～4個療程。

【臨床療效】治療51例，其中近期治癒（治療後3個月內，性交均能成功）16例；顯效（75%以上的性交成功，射精時間均在性交2分鐘以上）

---

⑮ 歐春，〈滋腎固精湯治療早泄51例〉，《山西中醫》，1998，(3)：15。

22例；有效（性交時能插入陰道，約50％以上在性交2分鐘以上射精）7
例；無效（治療前後，諸症未變）6例。總有效率88.23％。療程最長2個
月，最短3天，平均12.6天。

　　【經驗體會】筆者認為，本病的病因病機多屬腎氣不充，封藏失司，
精關不固，致使精易早泄。在治療上應從滋養腎精入手，培補腎氣，使
腎氣旺盛，精關固攝。滋腎固精湯方中巴戟天、韭菜子、菟絲子補腎助
陽，製首烏、熟地黃滋腎填精，當歸、白芍養血培源，桑螵蛸、龍骨固
腎澀精，枳殼理氣寬中。諸藥合用，共奏補腎固精之效。臨證使用，隨
症酌情加減，使方藥更切病情。

三、不射精症

　　不射精症是指成年男子在性交中陰莖能夠正常勃起,亦能進入陰道,
有正確的抽送動作，且性交能維持足夠的時間，但無性慾高潮及精液射
出的一種性功能障礙疾病，是造成男性不育的重要原因之一。本病屬於
中醫的「精不泄」、「精閉」範疇，多由心神失常、肝氣鬱結、憂思傷脾、
精道瘀阻、濕熱下注、陰虛火旺、命門火衰等導致精關開啟失司，或宗
筋排泌失常，或精關阻滯不通所致，臨床治療根據「實者瀉之，虛者補
之」的原則，施以疏肝解鬱、活血化瘀、清熱利濕、補益心脾、滋腎填
精等法。

㈠肝氣鬱結

1.解鬱通精湯 ❹

　　【藥物組成】柴胡、當歸、石菖蒲、郁金、枳實、穿山甲、王不留
行15克，淫羊藿、蛇床子各20克，炙鱉甲40克，麻黃8克，蜈蚣3克。

---

❹　王健，〈解鬱通精湯治療功能性不射精症74例〉，《遼寧中醫雜誌》，1989，(6)：
　　21～22。

【功效】疏肝解鬱，補腎通精。

【適應病症】肝氣鬱結型不射精。

【用藥方法】水煎服，日1劑，21日為1療程，療程間隔7日。

【臨床療效】治療74例，用藥1～6療程後，痊癒（性交能射精，且有快感，精液檢查正常，臨床症狀消失，其妻已孕）31例；顯效（多能射精，但自覺量少，精液檢查正常，臨床症狀消失，其妻多懷孕）24例；有效（偶有射精，精液檢查正常，臨床症狀消失）11例；無效8例。

【經驗體會】腎藏精，主生殖；肝主疏泄，對男子精液產生和排泄起重要的疏泄作用。排精通暢是有賴於肝的疏泄功能正常。故疏肝解鬱、通利精關是治療本病的關鍵。方中柴胡理氣、解熱；郁金行氣解鬱、涼血破瘀；枳實行氣導滯，三藥合疏肝解鬱；王不留行行血通經利小便，下行而不上行者也；穿山甲活血通經；當歸養血活血，三藥合用，活血通經而開血瘀。石菖蒲通竅化濁去痰；麻黃開關通閉；枳實瀉痰，與淫羊藿、蛇床子合用開痰濕之鬱；穿山甲破結通經，與鱉甲合用善攻堅、消痞，能疏通竅道，以利射精。本方用於久病致鬱之實證，意在解鬱通精。

2.疏肝通瘀湯 ❹

【藥物組成】柴胡、丹參、雞血藤、當歸、益母草、香附各15克，川牛膝、王不留行、川芎、赤芍、橘核、青皮、地龍各10克，穿山甲6克，路路通12克，蜈蚣2條。

【功效】疏肝解鬱，活血通精。

【適應病症】肝氣鬱結之不射精。

【用藥方法】水煎服，日一劑。配合用丙酸睪丸酮25mg／日1次，肌注；阿普唑侖片0.4mg早上服，0.8mg晚上服。

【臨床療效】經治療半個療程或不到1個療程而痊癒者4例，占22.2%；

---

❹ 邢建華，〈中西醫結合治療功能性不射精症〉，《天津中醫》，1992，(2)：19。

治療1個療程而痊癒者7例，占38.8%；治療2個療程而痊癒者5例，占27.7%；經治療2個療程無效者放棄治療改用其他方法者2例，占11%。

【經驗體會】肝氣鬱結之不射精，治宜疏肝解鬱，通利精關。方中柴胡、香附疏肝解鬱，肝鬱得解，疏泄有職，為君藥。川芎、青皮合用，助君藥行氣解鬱，為臣藥。當歸、雞血藤養肝體，助肝用；氣滯血瘀，精道受阻，故以益母草、牛膝、王不留行、赤芍、地龍合用以祛瘀血，通經絡；橘核、穿山甲、路路通、蜈蚣均可化痰濁，開精關；蜈蚣性溫，地龍偏涼，二藥相配能解痙開竅。全方可疏肝解鬱，化瘀通阻之效，故患者服後可射精。

3.疏肝通竅湯 ④

【藥物組成】柴胡、白芍、郁金、茯苓、蜂房各15克，當歸12克，路路通10克，菖蒲、甘草各6克，蜈蚣2條。

【加減變化】陽痿加淫羊藿、菟絲子、巴戟天；陽強加女貞子、知母、黃柏；失眠多夢加棗仁、夜交藤；血瘀加丹參、紅花；夾濕熱加萆薢、黃柏、車前子。

【功效】疏肝解鬱，開通精竅。

【適應病症】肝氣鬱結之不射精。

【用藥方法】2日1劑，水煎日服3次。5劑為1療程，療程間隔2～3日。

【臨床療效】治療21例，其中痊癒16例，占76.19%；無效5例，占23.81%。在痊癒病例中，服藥時間最短者6天（服藥3劑），最長者16天（8劑）。

【經驗體會】本方治證為肝氣鬱結之不射精。治療應疏肝解鬱，通利精關。方中柴胡疏肝解鬱，為君藥。白芍、當歸養血補肝，以助肝用，為臣藥。郁金行氣解鬱；茯苓健脾滲濕；蜂房、路路通、菖蒲、蜈蚣合

---

④ 景貴洪，〈疏肝通竅法治療不射精症21例〉，《成都中醫學院學報》，1992，(4)：32。

用，化痰濁，通精關，使精竅得開，共為佐藥；甘草調和諸藥，為使藥。諸藥合用，可肝氣疏，精竅開，不射精症即癒。

4.疏肝通精湯 ㊾

【藥物組成】柴胡、當歸各9克，郁金、赤芍各12克，炮穿山甲、地龍、王不留行各20克，石菖蒲、女貞子各15克，路路通30克，炙麻黃、車前子（包）各10克，蜈蚣（研末沖服）3條。

【加減變化】性慾低下加淫羊藿、鎖陽；氣虛加黨參、黃芪。

【功效】疏肝解鬱通精。

【適應病症】肝氣鬱結型不射精。

【用藥方法】日1劑，水煎服，18日為1療程。

【臨床療效】治療124例，其中射精成功118例，無效6例，有效率95.1%；女方懷孕112例，懷孕率89.8%。

【經驗體會】筆者臨床實踐證明，不射精症的主要病機為肝鬱精瘀，精關不通，治療宜疏肝解鬱，通利精關。方中柴胡疏肝解鬱，為君藥。當歸、女貞子補肝腎，益精血，以補肝體，助肝用為臣藥。郁金、赤芍行氣解鬱，活血通精；炮穿山甲、王不留行、石菖蒲、路路通、蜈蚣合用化痰通精；炙麻黃可溫精室，開精關；車前子滲利水濕共為佐使藥。諸藥合用，可奏疏肝通精之功。

5.無憂通精湯 ㊿

【藥物組成】柴胡10克，白芍15克，枳殼6克，蜜麻黃6克，懷牛膝15克，丹參15克，路路通12克，石菖蒲6克，甘草3克。

【加減變化】肝氣鬱滯者加郁金、青皮；濕熱下注者加黃柏、滑石；腎氣虛者加仙靈脾、肉蓯蓉；肝經火旺加龍膽草、丹皮。

㊾ 張煥琳，〈疏肝通精湯治療不射精症124例臨床觀察〉，《新中醫》，1993，(8)：37。

㊿ 肖珍榮，〈從肝論治不射精症31例〉，《福建中醫藥》，1995，(4)：34。

【功效】疏肝行氣，祛瘀通竅。

【適應病症】肝氣鬱結兼瘀血阻滯型不射精症。

【用藥方法】10天為1療程，停藥5天，可繼續第2療程。每日1劑，溫服。服藥期間，忌房事，戒煙酒，保持樂觀情緒。

【臨床療效】治療31例，其中痊癒（性交時出現性高潮，有射精動作及精液排出者）26例（其中有5例女方已懷孕）；無效（服藥3個療程後症狀無改善，性交時仍無性高潮和精液射出者）5例。治療1療程痊癒者20例，3個療程痊癒者6例。

【經驗體會】不射精症是男性科中的常見病，發病年齡多集中在青壯年，且有不斷上升的趨勢。作者認為，本症的發生和肝的氣機功能失調關係密切。因肝主疏泄，調情志，肝經脈繞陰器，絡諸筋。在生理條件下，「肝主身之筋膜」主宗筋，在性生活過程中，陰莖的驟然勃起和持續堅硬，需要肝血的及時充分調節和供應；另一方面，性高潮的來臨，射精動作的完成，高潮期的消退，皆有賴於肝氣的疏導，氣機的條達而實現肝血的迅速疏泄，如此一合一泄，相反相成，共同保證性生活的正常進行。如果肝失疏泄，則氣機不暢，精道鬱閉而產生不射精症等性功能障礙。故治療上應從肝論治，首先進行心理疏導，調其情志，宣其氣機，解除顧慮，使氣機和順，在此基礎上以無憂通精湯為主加減治療。方中柴胡、枳殼疏肝理氣以解肝鬱，柴胡並疏中焦氣機。炙麻黃辛溫開竅，有興奮膀胱肌的作用，宣上焦之氣。懷牛膝「性滑利竅，司疏泄」補腎氣，活血化瘀，引藥下行，三藥合用，共調三焦之機。白芍、丹參養血柔肝，路路通、石菖蒲合牛膝、丹參活血祛瘀，行氣通竅。全方合用共奏疏肝行氣，祛瘀通竅之功，從而達到治療目的。

6.加味逍遙散 ❺

【藥物組成】柴胡10克，當歸15克，白芍15克，茯苓15克，白朮15

---

❺ 門波，〈加味逍遙散治療不射精症87例〉，《河南中醫》，1997，(3)：174。

克，龍骨30克，牡蠣30克，山茱萸10克，淫羊藿15克，路路通15克，懷牛膝15克，穿山甲10克，甘草6克。

【加減變化】痰濕者加法半夏、陳皮、白芥子；濕熱者加龍膽草、黃芩、丹皮、梔子；陰虛者加仙茅、仙靈脾、韭菜子；陰虛肝旺者合六味地黃湯。

【功效】疏肝解鬱，通精開竅。

【適應病症】不射精症。

【用藥方法】水煎服，日1劑，1個月為1療程，可連續治療2～5個療程。治療期間宜配合性知識教育和心理治療。

【臨床療效】治療87例，其中治癒（性交已能射精，女方已懷孕或生育）76例；好轉（臨床症狀緩解，性交偶見射精）8例；無效（臨床症狀未見明顯改善，仍不射精）3例。有效率96.6%。

【經驗體會】中國醫學認為，肝藏血，主筋，主疏泄；腎為作強之官，主藏精，兼施射精。若患者思想無窮，恣情縱慾，所願不遂；或日久憂鬱，氣滯於肝，肝氣鬱結，疏泄失職，而致精竅不通。故治療依據「欲得精可射，一治其遺泄，二宗疏慎強」原則。方用逍遙散疏肝理氣，加龍骨、牡蠣斂淫越而止遺泄，配山茱萸、淫羊藿以補腎填精，選懷牛膝、穿山甲、路路通以暢達宗筋，通利精竅。全方共奏疏肝解鬱，通精開竅之功。另外，筆者認為加味逍遙散治療不射精，應服4個療程為宜。即使治癒還應繼續服藥1～2個療程以善其後。

7.疏肝活血補腎方 ㊼

【藥物組成】柴胡、赤芍各10克，蜈蚣2條（研末分2次吞服），石菖蒲、遠志各6克，淫羊藿、肉蓯蓉、川牛膝各12克，生甘草5克。

【加減變化】若腎陽虛加熟附子、肉桂；陽痿加陽起石、仙茅；射

㊼ 徐惠華，〈疏肝活血補腎治療功能性不射精症32例〉，《遼寧中醫雜誌》，1997，(5)：222。

精無力加黃芪、黨參；腎陰虛加熟地、女貞子、山茱萸；精液量少加韭菜子、菟絲子、枸杞子；睪丸腫脹疼痛去淫羊藿、肉蓯蓉加川楝子、橘核、荔枝核、小茴香；瘀阻甚加穿山甲、三七；挾濕熱去淫羊藿、肉蓯蓉，加龍膽草、黃柏、萆薢；心神不寧，遺精加珍珠母、靈磁石、黃連、肉桂、夜交藤。

【功效】疏肝解鬱，溫腎壯陽。

【適應病症】不射精症。

【用藥方法】水煎服，日1劑，早晚分服，30天為1療程。

【臨床療效】治療32例，其中痊癒（每次性交均能在陰道內射精，有明顯性高潮）20例；有效（有射精感覺，但無力，常有精液流出）7例；無效（連續治療2個療程以上，仍不能射精）5例。用上法，大多在1月內即能見效。全部病例均隨訪1年，療效鞏固。

【經驗體會】現代醫學認為，本病與精神心理因素有關，是由大腦皮質對射精中樞的抑制加強或脊髓射精中樞功能低下所致。由於性中樞的興奮性不夠，在性活動中不能達到性高潮，故而不射精。中醫認為腎精虧損，肝鬱瘀血，阻滯精道是本病的主要病機。近代醫家一直認為，治療本病以滋補肝腎為大法，然臨床上單用此法見效甚微，甚至適得其反。筆者認為治療本病只有在疏肝活血的前提下，疏通其經脈，使精道通暢，再補腎以改善性功能，促進性高潮，而達到射精。方中柴胡，疏肝解鬱；蜈蚣，張錫純謂其：「走竄之力最速，凡氣血凝聚之處皆能開之」；赤芍，活血；石菖蒲、遠志，化濁寧心，通竅排精；淫羊藿、肉蓯蓉，溫腎壯陽填精，現代藥理研究表明，淫羊藿鼓動精室，興奮性機能，促進精液分泌，肉蓯蓉，有催情慾作用；牛膝，引精下行，直達病所；生甘草，調和諸藥。全方合用，肝鬱解，精道通，腎精充，不射精則癒。

㈡精道瘀阻

1.馬錢通關散 ❸

【藥物組成】製馬錢子0.3克，蜈蚣0.5克，冰片0.1克，研末（自擬馬錢通關散）。

【功效】排精通竅。

【適應病症】濁精阻竅型不射精。

【用藥方法】馬錢子散睡前90分鐘吞服。配以虎杖、白糖各15千克，石菖蒲、生麻黃各9千克，生甘草6千克，水煎至50L，每次50ml，睡前90分鐘服。40日為1療程。

【臨床療效】治療141例，結果治癒130例，進步4例，有效7例，治癒後妊娠81例。

【經驗體會】中醫認為，功能性不射精症大多數以腎陰虧損，腎陽衰微及化源不足，精少不泄的虛證為主。筆者的臨床所治病例大多數是實證，是有精不射而不是無精可射。究其病因大多由痰濁瘀阻所致，據此，組成馬錢通關散以祛痰熱瘀阻，利精竅。方中馬錢子味苦性寒，毒性強烈，可通絡止痛，具有特效，並能散結消腫，故為君藥。蜈蚣其性善走，可通精達絡，為臣藥，助君藥化痰濁，開精關。冰片、虎杖活血化痰開竅，麻黃溫通精關，共為佐藥。甘草為使，調和諸藥。諸藥合用，可使精關通，痰濁去，不射精自癒。

2.三蟲通精湯 ❹

【藥物組成】水蛭6克，蜈蚣6條，地龍、肉蓯蓉、枸杞子各12克，菟絲子、熟地黃、路路通各15克，柴胡3克。

【加減變化】陰精不足證加知母、黃柏、龜板；腎陽虧虛證加淫羊

---

❸ 吳近曾，〈按實證論治功能性不射精症的臨床研究：附172例分組對照觀察報告〉，《上海中醫藥雜誌》，1992，(1)：18～19。

❹ 郭智榮，〈三蟲通精湯治療不射精症87例報告〉，《江西中醫藥》，1994，(6)：16。

蕢、巴戟天、製附片；氣滯血瘀證加王不留行、丹參、薄荷葉。

【功效】活血通竅補腎。

【適應病症】不射精症。

【用藥方法】水煎服，每日1劑。

【臨床療效】治療87例，其中痊癒72例，有效3例，無效12例，總有效率82.8%。

【經驗體會】不射精屬於中醫「無子」範疇。腎藏精，主生殖，腎之開闔正常則精液藏泄有度；肝主宗筋，肝的疏泄功能與精液的藏泄功能關係密切，又因肝藏血，腎藏精，精血同源，相互滋生。因此，不射精責之於肝腎失調，精關開啟無力，精射不出。所以命門火衰，或腎陰不足，或肝氣鬱結，可導致精液不能射出。三蟲通精湯取水蛭、蜈蚣、地龍善竄之性，通水道，通利血脈及九竅，疏通精關，以治不射精之標；又選用菟絲子、熟地黃、肉蓯蓉、枸杞子補腎陽，填精髓，即滋補元陰，又振奮元陽，使陰陽充足，水火相濟，精關自開而治其本；配用柴胡、路路通疏肝解鬱，使宗筋調節有制，共達肝腎同治，精關開闔有常而收效。

㈢濕熱下注

──加減龍膽瀉肝湯 ❺

【藥物組成】龍膽草6～10克，梔子、黃柏、木通、澤瀉、車前子、知母、烏賊骨各10克，生地10～30克，柴胡、茜草各6克。

【加減變化】濕重者減苦寒清熱之品，重用澤瀉、車前子；熱重者重用龍膽草、梔子、黃柏；兼肝腎陰虛者，重用生地，加二至丸、首烏、麥冬、淮山藥；夢遺之精粘稠者加丹參、土茯苓、赤芍、川楝子、萆薢。

【功效】清熱瀉肝，化濕通關。

❺ 劉表江，〈龍膽瀉肝湯加減治療功能性不射精症〉，《江西中醫藥》，1990，(4)：16。

【適應病症】濕熱下注型不射精。

【用藥方法】水煎服，每日1劑。

【臨床療效】本組9例病人於治療3～45日後，性交時均能自然射精；經隨訪其中4例之妻已生育小孩。

【經驗體會】龍膽瀉肝湯之所以用來治療功能性不射精症，是基於足厥陰肝經之脈繞陰器，絡膽，濕熱之邪循經下注，壅滯精道，久而失調，相火益旺，以致精液不能外瀉而成本症。用本方隨症化裁，可清瀉肝膽濕熱，故效佳。切忌不察病因病機，妄投以補腎壯陽之藥。若及時選擇相應的心理療法，可收到預期療效。

㈣心脾兩虛

1. 加味通乳丹 ❺❻

【藥物組成】人參、黃芪、當歸各12克，麥冬、木通各9克，桔梗、路路通、王不留行、石菖蒲各6克。

【功效】補益氣血。

【適應病症】氣血兩虧型不射精症。

【用藥方法】日1劑，煮肉湯或水煎，早晚分服。

【臨床療效】治療30例，其中痊癒29例，無效1例。服藥12～37劑。

【經驗體會】精乃氣血所化生，氣血虧乏，精無化源則無精可排。治宜補益氣血，加味通乳丹方取人參、黃芪、當歸、麥冬補氣養血滋液；木通、桔梗理氣通經；路路通、王不留行、石菖蒲暢達宗筋；煮肉湯補血而助通精之力，共奏補氣養血通精之功，亦屬藥中病機，異病同治，治之不謬。從而氣血旺則精液自充，精氣溢瀉。

2. 安心和志湯 ❺❼

【藥物組成】黨參、乾地黃、茯神、白芍、龍骨、牡蠣、雞血藤各

---

❺❻ 張潤民，〈通乳丹加味治療不射精30例〉，《浙江中醫雜誌》，1991，(4): 162。

❺❼ 蘇慧森，〈安心和志湯治療不射精症12例臨床觀察〉，《天津中醫》，1993，(3): 18。

15克，棗仁30克，遠志、柴胡、香附、川芎、路路通、白芷各10克，分心木12克，菖蒲、甘草各6克。

【加減變化】瘀血內停加服大黃䗪蟲丸；濕熱下注另服分清五淋丸；腎陽不足加服五子衍宗丸；陰虛火旺加服知柏地黃丸。

【功效】補脾養心。

【適應病症】不射精之心脾兩虛證。

【用藥方法】日1劑水煎服，1個月為1療程。

【臨床療效】治療12例。1個療程痊癒3例，有效4例，無效5例；2個療程痊癒7例，有效3例，無效2例；3個療程痊癒10例，有效1例，無效1例；總有效率91.3%。

【經驗體會】心氣虛則神不安，不能下助相火，開啟精關，脾虛運化無力，故不射精。治療當養心為先。酸棗仁甘酸，入心肝經，為滋養心脾之要藥，可養心安神，為君藥；黨參、茯神健脾益氣，安神定志，為臣藥；地黃、白芍、雞血藤養心補血，心血充足，心神自安；遠志、龍骨、牡蠣合用共助安神之功；柴胡、香附、川芎行氣解鬱；路路通、白芷、分心木、菖蒲合用通精開啟精關，共用為佐藥；甘草調和諸藥。諸藥合用可安心神，養心血，健脾氣，通精關。

(五)腎精虧虛

1. 通竅滋腎健脾湯 ❺❽

【藥物組成】路路通、石菖蒲、仙茅、白朮、枸杞子、韭菜子各12克，馬錢子1克，蜈蚣1條，仙靈脾30克，地黃、山萸肉、白花蛇舌草、山藥、補骨脂、覆盆子、菟絲子各15克，石斛10克，牛膝9克。

【加減變化】腎虛加黃狗腎6克（分沖），羊睪丸1個（同藥煎熟食用）；血瘀加蒲公英、紅藤、銀花各15克，連翹12克，皂刺、王不留行各

---

❺❽ 董協棟，〈自擬通竅滋腎健脾湯治療不射精症289例〉，《北京中醫》，1988，(2): 22。

9克；痰濕加法半夏、焦山楂、薏苡仁各15克，白芥子、穿山甲、王不留行各9克；陰虛陽亢去仙靈脾、仙茅、枸杞子、補骨脂，加柴胡、山梔、知母各9克，膽草、黃柏各9克，黃連6克。

【功效】補腎健脾通竅。

【適應病症】腎陽虛不射精。

【用藥方法】水煎服，日1劑，半個月為1療程。

【臨床療效】治療289例，其中治癒227例，無效62例，總有效率78.5%。

【經驗體會】本方治證為腎陽虛證之不射精症。方中仙茅辛熱性猛，能補腎陽，興陽道；仙靈脾甘溫能補腎助陽，強筋骨，故可溫腎助陽為君。韭菜子、補骨脂、菟絲子可溫腎興陽，壯陽道，通精關，為臣。枸杞、地黃、山萸肉、覆盆子、石斛可滋腎養陰，陽得陰助則生化無窮；白朮、山藥可益氣健脾，補後天以助先天；路路通、石菖蒲、製馬錢子、蜈蚣、牛膝共用可化痰濁，通精關，祛瘀血，共為佐使藥。本方溫腎與通精併用，可使腎陽得壯，精關得開，精竅通暢，以治療不射精症。因馬錢子毒性強烈，故宜制用，且劑量不可過大，常用量為0.3克，沖服，本方用至1克，其用量較大，若中毒明顯，急用肉桂二錢，煎湯服之。

2. 補腎化瘀湯 ❺⑨

【藥物組成】熟地、枸杞、肉蓯蓉、淫羊藿、菟絲子各15克，黃芪30克，王不留行、路路通、牛膝、急性子、石菖蒲、炮穿山甲各10克。

【功效】補腎化瘀。

【適應病症】腎陽虛兼瘀不射精者。

【用藥方法】每日1劑，水煎服，連服1個月為1療程。服用期間，戒煙酒，給予必要的性知識指導。

【臨床療效】治療25例，其中治癒16例，占64%（8例已生育子女）；

好轉4例，占16%；無效5例，占20%。總有效率80%。服藥最少7劑，最多56劑。

【經驗體會】本方所治證屬腎陽虧虛兼有瘀阻精道。腎陽不足，無力射精，故不射精。治當補腎壯陽通精。方中熟地、枸杞養陰填精，以陰中求陽，為君藥。肉蓯蓉、淫羊藿、菟絲子補腎壯陽，為臣藥，陽得陰助，則生化無窮。黃芪健脾升陽，補後天以滋先天；王不留行、路路通、急性子、炮穿山甲活血開竅；牛膝性滑利竅，共為佐使藥。方中補中有通，滋陰在於助陽，補腎以化瘀，故可使精液得射。

3. 益腎化濕通精湯 ⓺

【藥物組成】熟地、黃芪各18克，肉蓯蓉、石菖蒲、淮牛膝、郁金各10克，續斷、車前子、滑石各15克，枸杞子12克，蜈蚣2條。

【功效】補腎壯陽，化濕通精。

【適應病症】腎虛肝鬱兼濕熱不射精者。

【用藥方法】每日1劑，水煎服。

【臨床療效】43例，治療時間最短2天，最長68天射精，平均21天，其中治癒（每次同房均能射精或女方懷孕者）39例；無效（連服藥治療3個月以上仍不能正常射精者）4例。治癒率90.7%。

【經驗體會】中醫對本症早有認識，《諸病源候論·虛勞無子候》指出：「泄精，射精不出……亦無子。」《景岳全書》指出：「夫男子之病……，有精冷精清，或臨事而不堅，堅即流而不射……，是皆精氣不足者也。」所謂「流而不射」，即有遺精而入房不能射精。該症的發生多與肝腎兩臟密切相關。腎主藏精主生殖，腎精虧損，精關開啟失司；腎陽不足，精關無力開啟。肝主疏泄，其經脈繞陰器過小腹，精之疏泄在於肝，疏泄不及則流射不通暢，甚則射精不能。此外，肝經濕熱，下蘊精竅，

⓺ 張勇，〈益腎化濕通精湯治療不射精症43例報告〉，《江西中醫藥》，1993，(1)：22。

精關不開，精竅失靈而導致不射精。但從臨床發現，本病往往腎虛肝鬱，濕熱陰竅兼而有之，病機多屬本虛標實，治療若單純補益或通利，則難以取效。益腎化濕通精湯正是根據病機而設，方中熟地黃、枸杞子、肉蓯蓉、續斷陰陽兩補，益腎生精，鼓舞腎氣；黃芪補氣生血，合之治其本；車前子、滑石利濕通利精道，淮牛膝活血通絡，引精下行；郁金疏肝通竅，石菖蒲化濕通關開竅；蜈蚣味辛，性燥烈，通絡走竄，張錫純謂其：「走竄之力最速……，凡氣血凝聚之處皆能開之。」以其治標。縱觀諸藥，既有益腎補虛之功，又有疏肝化濕通竅之能，標本兼施，肝腎同治，臨床應用每每得心應手，療效顯著。

4.赤雄通陽方加減 ❻

【**藥物組成**】酒製蜈蚣3條，路路通、菖蒲各10克，香油炸急性子0.5克，穿破石30克，羊油炙淫羊藿40克，蛇床子15克。

【**加減變化**】肝氣鬱結加逍遙散或柴胡、當歸各10克，赤芍、白芍各15克；氣滯血瘀加牛膝、赤芍各15克，地鱉蟲12克，穿山甲10克；濕熱下注加龍膽瀉肝湯化裁；濕困三焦加三仁湯化裁；腎虛精虧加鎖陽15克，山茱萸12克，黃精20克，牡蠣40克，淮山藥30克；腎陰不足加大補陰丸，有夢遺精者重用知母、黃柏，無夢遺精者加益腎填精之品；腎陽虛衰加贊育丸化裁。

【**功效**】補腎通絡。

【**適應病症**】腎虛不射精。

【**用藥方法**】水煎服，每日1劑。

【**臨床療效**】治療52例，其中痊癒45例，好轉5例，無效2例，總有效率96.15%。

【**經驗體會**】功能性不射精症病因病理複雜，但從臨床角度來看，

---

❻ 林友群，〈赤雄通陽方加減治療功能性不射精52例〉，《安徽中醫學院學報》，1993，(3)：30～31。

患者大多有精竅瘀滯之象，故擬赤雄通陽方加減治之。方中蜈蚣善走竄，開凝聚；路路通通利開竅；急性子藥性急速，透骨通竅；穿破石活血通絡；石菖蒲開心孔，利九竅；淫羊藿羊油炙且用量大，與蛇床子合用具有益陽氣，助氣化。全方以通為主，以補為助，通補併用，合奏活血通竅，興陽助淫。該藥中病即止。同時要加強性知識的介紹及配合心理治療。

5. 玉莖啟關飲 ❻❷

【藥物組成】陽起石、王不留行各30克，淫羊藿、製首烏各15克，鹿角膠、巴戟天、菟絲子各12克，韭子、柴胡、枳殼各9克，海狗腎6克，蜈蚣3條。

【加減變化】血瘀加川牛膝、桃仁；腎陰虛加枸杞子、山茱萸；心膽氣虛加炒棗仁、遠志；濕熱下注加龍膽草、木通。

【功效】補腎壯陽通精，疏肝理氣。

【適應病症】腎陽虛不射精。

【用藥方法】日1劑，水煎服。10日為1療程，療程間隔3～5日。

【臨床療效】治療72例，其中治癒（同房時有性慾高潮及排精者）63例；無效（治療至4個療程後同房仍不能射精者）9例。治癒率87.5%。其中1療程治癒2例，2療程治癒26例，3療程治癒13例，4療程治癒2例。

【經驗體會】筆者臨床體驗，腎陽虛衰和肝失疏泄與不射精關係最為密切。腎陽虛衰，不能鼓動精室，則不能射精；肝主疏泄，其經脈繞陰器，肝失疏泄之司，精關鬱閉，則精液不能射出。故治療當溫補腎陽和疏調肝氣。方中陽起石、淫羊藿、巴戟天、韭子溫補腎陽，鼓動精室射精；鹿角膠、菟絲子、海狗腎陰陽雙補，增髓而益精液；製首烏滋補肝腎精血，為陰中求陽之良藥；柴胡、枳殼調達肝脈之經氣；王不留行、

---

❻❷　李廣振，〈玉莖啟關飲治療功能性不射精症72例〉，《浙江中醫雜誌》，1994, (2)：60。

蜈蚣功專通利精竅。諸藥合用，使精液充盛，腎陽振奮，肝氣條達，鬱閉通利，精液乃瀉。

6.燮理通精湯 ㉓

【藥物組成】熟地30克，牛膝、地龍、枸杞子各10克，菟絲子、山藥、丹參、王不留行、路路通、淫羊藿各15克，蜈蚣2條（研末沖服），炙麻黃6克，肉桂5克。

【加減變化】腎陰虛去肉桂，加首烏、女貞子；腎氣虛加肉蓯蓉、巴戟天、黃精；肝鬱氣滯加香附、郁金、陳皮；陰虛火旺加知母、黃柏、生地、玄參；濕熱下注加車前子、薏苡仁、澤瀉；心脾不足加人參、黃芪。

【功效】補腎壯陽，通精開竅。

【適應病症】腎陽虛兼濕不射精者。

【用藥方法】每日1劑，水煎服。14日為1療程，治療1～4個療程，並予性知識指導或心理疏導。

【臨床療效】治療64例，結果痊癒56例（其中女方已懷孕者46例）；無效8例。服藥1～2個療程痊癒者32例，2～3個療程痊癒者17例，3～4個療程痊癒者7例。

【經驗體會】腎氣虧虛，精關不開，治當補腎助陽，通精開竅。方中地黃、山藥、枸杞補腎填精；仙靈脾、菟絲子、肉桂扶助真陽，水火交騰可化生腎氣以助氣化；麻黃通九竅，調血脈，開關通竅；丹參養血通絡；蜈蚣、地龍疏達肝脈，暢行宗筋；路路通、王不留行通利精竅；牛膝性滑利竅，司疏泄，可活血化瘀，引藥下行。諸藥合用，通補兼施，氣血兼顧，陰陽併調，共奏燮理陰陽，通精開竅之功。

7.通精湯 ㉔

【藥物組成】枸杞子、菟絲子、何首烏、桑寄生、當歸、牛膝各10

㉓ 馬俊，〈燮理通精湯治療功能性不射精症64例〉，《湖北中醫雜誌》，1994，(2): 19。
㉔ 張明，〈通精湯治療不射精臨床觀察〉，《江西中藥》，1994，(5): 20。

克，肉蓯蓉、王不留行、山茱萸、杜仲各15克，穿山甲10克。

【加減變化】前列腺炎加白花蛇舌草、黃柏、薏苡仁；性生活過度加鹿角膠、淫羊藿、仙茅、熟地；腰痛明顯加續斷、狗脊、骨碎補；有手淫史加巴戟天、丹參、路路通。

【功效】補腎通竅。

【適應病症】不射精症。

【用藥方法】日1劑，水煎服，10日為1療程。

【臨床療效】治療93例，1～3療程後，結果治癒68例，顯效18例，無效7例。

【經驗體會】中醫認為精血同源，血液充盈調和則精液盈滿暢通，血瘀則精道精無所化，精出不暢。瘀去道通，則精自生，精自調。若稟賦薄弱，房事不節，手淫過度，久病失養致耗傷精氣，精子產生過少，故治精必須治腎。方中用枸杞子、菟絲子、何首烏、肉蓯蓉、桑寄生、山茱萸、杜仲補腎填精；當歸、牛膝、穿山甲、王不留行養血活血，化瘀通絡。諸藥合用，共奏活血絡、通精道、生精血的作用，能促進精子生成，加快精子運動，促進排精通暢，取得良好療效。

8. 啟關通精湯 ㉕

【藥物組成】生地黃20克，熟地黃20克，山藥20克，菟絲子15克，枸杞子15克，石斛30克，淫羊藿15克，穿山甲12克，黃連5克，路路通15克，王不留行15克，肉桂6克，白芥子12克，黃芪30克。

【功效】補腎填精，化瘀通絡。

【適應病症】腎虛型不射精症。

【用藥方法】每日1劑，水煎取濃汁，日3服。

【臨床療效】治療32例，痊癒29例（已孕21例，能正常射精8例），占90%，平均療程為18.5天。

㉕ 王秉煊，〈啟關通精湯治療不射精〉，《浙江中醫學院學報》，1995，(3)：25。

　　【經驗體會】不射精症，中醫稱謂「精瘀」，多屬本虛標實，腎虛是本，精關不開是標，治療本病，需標本同治，補瀉兼施。啟關通精湯方中生地、熟地、石斛、山藥、枸杞子滋腎填精；菟絲子、淫羊藿、肉蓯蓉辛潤補陽；黃連、肉桂，一苦一辛，一寒一溫，旨在陰陽平調，水火兩濟，心腎相引而相合也；穿山甲、路路通性竄善行，疏經絡而達病所；白芥子、王不留行則化痰瘀而開精關；重用黃芪一味，以其性強而有力，走而不守，意不在補而在瀉，取氣行則痹通絡活之意。諸藥伍用，補而不膩，寓補寓瀉，對治療本病，往往得心應手。

9.通關排精湯 ❻❻

　　【藥物組成】淫羊藿20克，巴戟12克，川續斷15克，枸杞20克，女貞12克，柴胡12克，白芍18克，木通6克，車前子9克，路路通12克，王不留行12克，牛膝15克。

　　【加減變化】腎氣虧虛型症見性慾減退，陽事舉而不堅，性交無精液射出，夢遺次數較少，神疲倦怠，腰膝痠軟，畏寒肢冷，面色蒼白，舌淡苔白，脈沈細或細弱，加肉桂9克，紅參9克，鹿茸1.5克；陰虛火旺型症見性慾亢進，陽強不倒，久交不能射精，夢遺較頻，量少，五心煩熱，口乾溲黃，舌紅苔少，脈弦細數，去巴戟天、川續斷，加黃柏12克，知母12克，生地黃20克，牡丹皮12克；肝鬱不舒型症見性交不射精，常有夢遺，情緒抑鬱，或煩躁易怒，胸肋脹滿，舌淡苔白，脈弦細，加枳殼12克，香附12克；濕熱阻竅型症見陽事易舉，甚或陽強不倒，同房不射精，莖中熱痛，陰部墜脹，小便黃赤或見混濁，舌質紅，苔薄黃或黃膩，脈滑數或濡數，去巴戟天、川續斷，加龍膽草6克，黃柏12克；血鬱瘀阻型症見不射精日久，陰部不適或痛，陰莖勃起堅硬及龜頭色紫，舌質暗紫或見瘀斑，苔薄白，脈沈澀，加丹參15克，急性子12克，皂角刺

❻❻　鄭文華，〈通關排精湯為主治療不射精症238例〉，《廣西中醫藥》，1998，(4)：33。

12克。

【功效】補腎疏肝，營髓生精，化濕活絡，通關排精。

【適應病症】腎虛肝鬱型不射精症。

【用藥方法】每天1劑，水煎服，早晚各1次。15天為1療程，一般服1～3個療程。服藥期間禁房事，忌煙酒。

【臨床療效】治療238例，其中痊癒（同房時出現性高潮，有射精並能在陰道內射精）225例，其中112例妻子已受孕或已生育；無效（服藥3個療程後性交仍不能射精者）13例，治癒率94.5%。

【經驗體會】本病病因病機與肝腎失調，氣機不暢，濕熱阻竅，血瘀阻，精關失靈等有關。腎藏精，主生殖，開竅於前後二陰。若素體虛弱，稟賦不足，或戕伐太過，以致腎氣虧虛，推動無力，精關不開，則性交不能射精。若手淫頻繁，精泄過極，以致腎陰虧虛，相火偏旺，內灼陰精，抑鬱傷肝，肝失疏泄，殃及前陰，精關開啟失調，則性交不能射精。若平素精液內枯，精門不啟，則性交亦不能射精。肝藏血，主疏泄，主筋，前陰乃宗筋之所聚，肝脈循股入毛中，過陰器。情志不肥甘醇酒之品，日久致濕熱蘊結，下注精室，精道阻滯，精竅不通而致不射精；若氣滯日久，血行不暢，瘀血阻塞精竅，亦致不射精。因此，不射精症主要原因是精關不開，精竅失靈所致，故治療應以通關開竅排精為法則。根據中醫辨證，分別採用溫腎通關，滋腎通關，解鬱通關，化瘀通關或清熱化濕通關等方法，在通關排精湯基礎上對症治療。

通關排精湯方中，以淫羊藿、巴戟天、川續斷溫腎助陽，鼓動精室；用枸杞子、女貞子滋陰補腎，營髓生精；配柴胡、白芍疏肝解鬱，開啟精關；路路通、王不留行活絡通精；牛膝引藥下行以利排精；因精道與水道相通，故配以木通、車前子清熱利濕，順其下行以利精竅。諸藥合用共奏補腎疏肝，營髓生精，化濕活絡，通關排精之功，故用於不射精的治療能收到滿意的療效。

四、強　中

　　強中亦稱陽強，是指陰莖在無性慾的情況下，處於持續性的伴有疼痛的勃起狀態而不能自性緩解。中醫認為本病多與肝經濕熱，相火偏亢，瘀血阻滯有關，故治療多宗清熱利濕，滋陰降火，活血化瘀等基本法則，取得了較好的臨床效果。

　　——**礞石知母黃澤湯** ❻❼

　　【藥物組成】礞石24克，鹽炒知母12克，鹽炒黃柏、生大黃（後下）各9克，澤瀉15克。

　　【加減變化】肝火偏旺加龍膽草6克；肝經濕熱下注加服龍膽瀉肝丸6克/日2次；心火亢盛而心煩者加黃連6克，梔子6克；神不守舍而少寐者加茯神24克，朱砂（研末沖服）1克；陰虛加天冬、玄參各15克；陽強不倒或陰莖腫脹熱痛加澤蘭12克，穿山甲18克；陽強不倒，交不射精加王不留行30克，路路通24克，石菖蒲15克。

　　【功效】滌痰瀉火。

　　【適應病症】火旺伴痰阻陽強。

　　【用藥方法】日1劑，水煎服。

　　【臨床療效】治療12例，其中痊癒（臨床症狀消失，性慾與一般正常人相同，停藥後不再復發者）10例；有效（性慾較治療前明顯減退，停藥後稍有反覆，再服本方仍然奏效者）2例；治癒率為83.33%，總有效率100%。服藥1～4劑痊癒者1例，5～8劑痊癒者3例，9～12劑痊癒者4例，13～16劑痊癒者2例。

　　【經驗體會】性慾亢進症多由於君相火旺，相火妄動，痰熱內盛，濕熱內蘊，或肝腎火旺，陽亢至極所致。治療以清瀉相火，清熱化痰，清利濕熱為宜。方中礞石質重性烈，下行甚速，能鎮逆墜痰，瀉熱滌痰，

---

❻❼ 劉昌青，〈礞石知柏黃澤湯治療性慾亢進症12例〉，《浙江中醫雜誌》，1993, (9)：399～400。

平肝鎮驚，為除老痰、頑痰之要藥；知母苦寒，質柔而潤，其性沈降，能滋水源、清胃火、瀉腎水，為清熱瀉火之品，鹽水炒用，取其入腎之意；黃柏苦寒，能清鬱熱、瀉濕熱、降陰火、堅腎陰，鹽水炒用，瀉相火之功更著；大黃又稱「將軍」，大苦大寒，直降下行，瀉熱通便、瀉肝火、涼血清熱、通胃府、瀉火解毒；澤瀉淡滲利濕，瀉熱、保真陰、滲濕熱、利小便。諸藥合用，共奏清瀉相火、清熱化痰、清利濕熱之功。本方藥力峻猛，不必久服，中病即止。若因過服後造成性慾淡漠者，停藥後即可恢復。

五、遺　精

　　遺精是指非性生活時精液自行泄出的一種症狀,有夢遺和滑精之分,有夢而遺精的，名為「夢遺」，無夢而遺精的，甚至清醒時精液自流者，名為「滑精」，滑精多因夢遺發展而來。臨床上需注意與生理性遺精相鑑別，青春期未婚或已婚者，或婚後夫婦分居者，1月遺精1、2次，次日不出現明顯症狀，屬於生理現象。而病理性遺精則為3～5天或1～2天遺精1次，甚至一晝夜遺精幾次，並有頭暈神疲、腰痠腿軟、心慌氣短等症狀。中醫認為本病的發生多由情志失調、房勞過度、手淫過頻、飲食失節、濕熱下注等因素引起腎氣不固所致。其病機以腎氣虛損、精關不固，陰虛火旺、心腎不交，勞傷心脾、氣不攝精，濕熱下注、痰火內蘊多見。其治療一般以補腎固精為主，但根據病因不同,虛實之異又當分別論治,初期多以陰虛火旺，心腎不交為主，治宜滋陰降火，交通心腎；久病腎氣虛損，精關不固為多，治宜補益腎氣，澀精止遺為主。如見濕熱下注、痰火內蘊者，又當清熱化濕，豁痰止遺。

　　1.寧心固精湯 ❻❽

　　【藥物組成】熟地、麥冬、枸杞子各15克，玄參、炒酸棗仁各12克，

---

❻❽ 周冠華，〈寧心固精湯治療遺精46例〉，《廣西中醫藥》，1994，(5)：15。

當歸、遠志、五倍子各10克，黃連、黃柏各10克，金櫻子30克，牡蠣50克（先煎）。

【加減變化】腎陰虛加山萸肉、女貞子；濕熱下注加萆薢、蒲公英；氣虛加黃芪。

【功效】寧心固精。

【適應病症】遺精。

【用藥方法】日1劑，水煎服，10日為1療程。癒後服天王補心丹鞏固療效。

【臨床療效】治療46例，其中痊癒（遺精每月不超過2次，餘症消失，隨訪3月，療效鞏固）21例，好轉（遺精每月不超過4次，餘症好轉）17例；無效（治療後無變化）8例，總有效率82.6%。

【經驗體會】遺精常因腎陰虧虛，腎氣不固，肝火偏盛，濕熱下注等所致。故臨床治療用藥偏重於治腎。本方選用熟地黃、當歸、玄參、麥冬、枸杞子滋養心腎之陰；酸棗仁、遠志養心安神，根據現代藥理研究，酸棗仁、遠志可抑制大腦皮層的過度興奮，減少性的衝動；黃連清上焦之心火，黃柏瀉下焦之相火，此二藥能降低性神經的興奮性，抑制遺精；五倍子富含鞣酸，具有強大的收斂作用。配金櫻子、牡蠣固精止遺之功更著。方藥與病機合拍，故能收到滿意療效。

2.祕精煎 ❽

【藥物組成】人參、金櫻子、芡實、炒棗仁、茯苓各30克，遠志10克，炒山藥、五倍子各15克，五味子5克。

【加減變化】腎虛不固加枸杞子、鹿角膠、肉桂、杜仲；氣不攝精加黃芪、炒白朮；心腎不交，相火妄動加肉桂、黃連；濕熱下注，擾動精室加萆薢、黃柏、澤瀉。

【功效】補益心脾，固澀止遺。

---

❽ 朱德梓，〈祕精煎治療遺精58例〉，《山東中醫雜誌》，1995，(10)：447～448。

【適應病症】心脾兩虛型遺精。

【用藥方法】日1劑，水煎服，20劑為1療程，療程間隔5～7日。

【臨床療效】治療58例，其中痊癒46例，有效8例，無效4例，總有效率93.1%。

【經驗體會】遺精多責之於腎氣虛弱，精關不固，封藏失職，或相火妄動，擾動精室。故自擬秘精煎交通心腎，調和陰陽，固澀精關，以復封藏之本。方中人參、遠志、炒棗仁益氣養血，寧心安神；五倍子、五味子、金櫻子、芡實補腎澀精；茯苓、山藥健脾益氣，以固精關。諸藥合用精關得固，其精自充，相火復位，精室靜謐，其精不再妄瀉。

3.三才封髓丹 ❼

【藥物組成】生地、熟地、黨參、麥冬、沙苑子各15克，芡實、炒杜仲各20克，龍骨、牡蠣各24克，鹽黃柏、砂仁、甘草各6克。

【加減變化】如久病肝腎陰虛者加首烏、女貞子、白芍；口苦、小便熱赤者加豬苓、萆薢；少腹及陰部作脹者加赤芍、川楝子。

【功效】滋陰補腎，疏泄相火，固澀止遺。

【適應病症】腎虛遺精。

【用藥方法】每日1劑，水煎服，連服14天為1療程。

【臨床療效】治療32例，其中痊癒（自覺症狀消失，停藥6個月無復發者）27例；好轉（自覺症狀減輕，停藥3個月無復發者）3例；無效（治療2療程症狀無任何改善）2例。總有效率94%。

【經驗體會】本病多見於青年人，究其病因病機多因少年無知，頻犯手淫，情動於中，或心有妄想，所欲不遂，心神不寧，君火偏亢，相火妄動，擾動精室，使封藏失職，精液自遺，久遺無不耗傷腎陰，轉致腎虛不藏，精關不固。因此治療上，既要疏泄相火，又要兼顧補腎。方中生地、熟地、天冬滋水養陰補腎；炒杜仲、沙苑子壯腰攝精；芡實、

❼ 李素蘭，〈三才封髓丹加減治療遺精32例〉，《陝西中醫》，1996，(2)：57。

龍骨、牡蠣固澀填精止遺；黃柏堅陰瀉火；砂仁行滯悅脾；黨參、甘草
益氣和中，諸藥合用共奏滋陰補腎，疏泄相火，固澀止遺之功效。另外，
此類病人服藥治療是一方面，但應做好精神調養，排除雜念，清心寡慾，
注意生活起居，戒除手淫，少食辛辣刺激性食品，如煙、酒、咖啡等，
是配合治療本病的主要關鍵。

4. 止遺固精散 ❼

【藥物組成】五倍子10克，黃連10克，肉桂10克，食鹽3克。

【功效】補腎固精止遺。

【適應病症】腎虛遺精。

【用藥方法】將上藥共為細末，過100目篩。同時用溫開水將神闕
穴洗淨，將藥末適量和食醋調成糊狀，敷於神闕穴上，外用膠布固定，
每日換藥1次，10日為1療程。用藥期間禁食辛辣刺激性食物，禁煙酒，
內褲不宜過緊，節制房事，清心寡慾，安定神志。

【臨床療效】治療56例，痊癒（用藥後除規律性生活外，遺精停止，
隨訪半年未復發）51例；無效（用藥3個療程不癒）5例。治癒率為91%。

【經驗體會】遺精多由情志失調、房勞過度、手淫或思慮過度、酒
食失節、先天肝腎不足，久則腎氣不固，出現遺精、滑精等證。古有「火
不動則腎不擾，腎不虛則精不滑」之明訓，筆者用五倍子斂肺降火、固
精止遺，黃連清君相火，肉桂溫腎水、鼓腎氣、引火歸元，食鹽引藥入
腎、斂肺降火、交通心腎、固精止遺之功，再加清心寡慾、安定神志，
更有事半功倍之效。神闕穴為人體強壯要穴，有總理人體諸經百脈，聯
繫五臟六腑、四肢百骸、五官九竅及肉筋膜之生理功能，又有敏感度高、
滲透力強，藥物易於穿透、彌散而被吸收的特點。故外敷止遺固精散，
可使藥力迅速滲透到各組織器官，以調節人體氣血陰陽，使人體內環境

---

❼ 宋天保，〈自擬止遺固精散外敷神闕穴治療遺精56例〉，《中醫外治雜誌》，1996，
(5)：27。

陰平陽秘，以發揮其治療作用，且其方法簡單，患者易於接受。

5.八子黃芪湯 ❼

【藥物組成】金櫻子15克，蓮子心、韭菜子、菟絲子、沙苑子、芡實米各12克，女貞子、枸杞子各15克，黃芪20克。

【加減變化】若氣虛甚者加黨參20克，白朮15克；腎陽虛甚者加巴戟天15克，肉蓯蓉15克；腎陰虛者加熟地20克，山藥15克；心火亢盛加黃連5克；肝鬱者加柴胡15克，川楝子10克。

【功效】補腎攝精止遺。

【適應病症】腎虛遺精。

【用藥方法】水煎服，每天1劑，日服3次。服藥期間，清心寡慾，起居有常，忌食辛辣、煙酒、綠豆、白蘿蔔等。30天為1個療程。

【臨床療效】治療50例，其中治癒（臨床症狀消失，未婚青壯年，每週遺精在1次以內，隨訪1年無復發者）25例；好轉（自覺臨床症狀減輕或消失，遺精次數明顯減少，隨訪6個月未見復發）22例；無效（服藥30天，症狀改善不明顯者）3例。總有效率94％。療程最短25天，最長60天，平均32天。

【經驗體會】遺精病多因情志失調，飲食失節，房勞過度所致，與五臟均相關聯，但以精藏於腎，神持於心，始病時以心腎不交，君相火動，虛實參見為多。久則腎精耗傷，轉為虛證。滑精則多由夢遺日久發展而成，病以腎虛不藏，精關不固的虛證為多，治以補腎固精為主。《素問‧六節藏象論》：「腎者主蟄，封藏之本，精之處也。」故臨床治療以益腎固精為主，累及他臟，佐以相應藥物為輔。方中金櫻子、芡實補腎固精；蓮子心交通心腎；韭菜子、菟絲子、沙苑子溫補命火，陽能生陰；枸杞子、女貞子滋陰補腎，陰能生陽；黃芪益氣血，補心脾，充後天生化之源。諸藥相伍，相得益彰，謹守病機，隨症加減，腎氣充盈，心腎

交通，精關固秘，遺精自癒。

6. 攝精湯 ❼❸

【藥物組成】金櫻子10克，芡實15克，車前子、六一散、桑螵蛸、沙苑子、澤瀉、山藥各10克，龍骨15克，生地20克。

【加減變化】腰痛加杜仲、續斷各10克；手足心熱加知母、黃柏各12克；尿如米泔混濁加萆薢、石菖蒲各10克；便秘時夾精液流出加生大黃、芒硝各5克；少腹伴睪丸脹痛加延胡索、川楝子各8克，烏藥5克；腰痠耳鳴加棗皮、枸杞各10克；失眠多夢加夜交藤、合歡皮各10克。陰莖不舉加細辛1克，淫羊藿3克。

【功效】補腎攝精，清熱利濕。

【適應病症】腎虛遺精。

【用藥方法】水煎服，日1劑。

【臨床療效】周氏用於臨床，屢用屢效。

【經驗體會】筆者認為，遺精之病，多責之於腎，因腎主藏精，但與濕熱下注亦有關係，故用補腎攝精，佐以清利下焦濕熱之法治療。方中芡實生於水中，補腎攝精；金櫻子長於山上，補腎澀精，二藥相配，有水陸二仙丹之名，補腎澀精。桑螵蛸補腎固精，《藥性論》謂其：「主男子腎衰漏精，精自出」。沙苑子益腎固精，為補腎澀精之要藥。桑螵蛸、沙苑子相需為用，以增強補腎澀精之效。龍骨斂精，《名醫別錄》載其：「療夢寐泄精，小便泄精」。山藥固腎益精，生地為補腎養血之要藥。澤瀉瀉腎火，瀉濕熱，使補腎澀精之藥補中有瀉。車前子、六一散清利下焦濕熱。全方合用，使腎得補，精得澀，濕得利，熱得清，而精則固矣。

---

❼❸ 周劍平，〈攝精湯治療遺精〉，《四川中醫》，1996，(10)：34。

第二章　前列腺疾病

　　前列腺為人體的重要腺體，位於膀胱的下方，尿道穿過其中，前列腺由前、中、後葉，以及兩側葉組成，為人體重要的外分泌腺，其分泌物是精液的重要組成成分，參與精液的液化等過程。前列腺可發生多種疾病，如前列腺炎、前列腺結核、前列腺結石、前列腺增生等。本章主要介紹中醫治療前列腺炎、前列腺增生症的臨床常用方劑。

一、前列腺炎

　　前列腺炎是青壯年男性的常見病，根據臨床表現可分為急性和慢性兩種：急性細菌性前列腺炎比較少見，常常突然起病，有尿頻、尿急、尿道灼痛、排尿困難、會陰脹痛等局部表現，同時伴見發熱、寒戰、全身痠痛等全身症狀。慢性前列腺炎臨床十分常見，多數患者沒有急性病史，而只是表現為慢性、復發性經過，臨床表現為尿道灼痛不適、尿急、尿頻，有些病人尿末流出白色濁液，或時時有粘液自尿道口溢出，會陰、肛周、恥骨上、下腹部、腰骶部、腹股溝、陰囊、大腿內側及睪丸、尿道內有不適感或疼痛，有時射精後疼痛不適、血精，或有早洩和性功能下降，甚至陽痿。本病屬於中醫之「淋證」、「精濁」、「白淫」等範疇。多與思欲不遂或房勞過度，相火妄動，或酒色勞倦，脾胃受損，濕熱下注，敗精瘀阻等因素有關，與心、脾、腎等臟腑關係密切。本病臨床常見的證候有濕熱下注、瘀血內停、腎陰虧虛、脾氣虧虛、腎陽不足等。其治療多從清熱利濕、活血化瘀、益氣健脾、滋補腎陰、溫補腎陽等法。

(一)濕熱下注

1.苓薏敗醬湯 ❶

【藥物組成】土茯苓25克，薏苡仁、敗醬草各20克，王不留行10克，石葦、萹蓄、瞿麥、滑石各15克。

【加減變化】濕熱重加大土茯苓、敗醬草劑量。或加水牛角、蒲公英、地丁；兼畏寒，發熱者加銀花、連翹；濕邪較重加車前子、木通、龍葵、萱草根；小腹墜脹者，加川楝子、元胡、烏藥；血尿者加白茅根、小薊、蒲黃炭；兼血瘀者加桃仁、紅花、澤蘭、三七粉等；病久脾腎陰虛者，酌加山藥、川斷、杜仲。

【功效】清熱利濕解毒。

【適應病症】前列腺炎濕熱型。

【用藥方法】水煎服，日1劑。

【臨床療效】用於臨床，收效頗佳。

【經驗體會】本方主治前列腺炎濕熱型。濕熱蘊結致前列腺炎纏綿不癒，故方中土茯苓甘淡性平能利濕導熱，涼血解毒。現代藥理證實，本藥可解毒利尿，殺傷病原體，故為君藥。薏苡仁、敗醬草利濕，清熱涼血，故為臣藥。濕熱居於下焦，當從小便而去，故配伍石葦、萹蓄、瞿麥、滑石為佐藥，清熱利濕。王不留行，活血利濕，引藥下行為使藥。諸藥合用，可清熱利濕解毒。

2.清利理化湯 ❷

【藥物組成】川楝子、川牛膝、劉寄奴、桃仁、甘草、黃柏、小茴香各10克，苡仁、白芍各20克，敗醬草30克，熟附子3克，瞿麥、延胡索各10克。

---

❶ 田乃康，〈苓薏敗醬湯加減治療前列腺炎〉，《廣西中醫藥》，1984，(2)：23。

❷ 余惠民，〈清利理化湯治療慢性前列腺炎34例〉，《湖北中醫雜誌》，1987，(1)：17。

【加減變化】小便灼痛明顯者加滑石，去附子、小茴；小腹及睪丸墜痛，氣短神疲者加黨參、黃芪；陽痿、早泄、脈沈細者，合五子衍宗丸溫養腎氣；射精疼痛及血精排出者去附子、小茴，加生地、知母、炒蒲黃、茅根；前列腺體有結節者，加醋炒鱉甲、雞內金。

【功效】清熱利濕，理氣化瘀。

【適應病症】慢性前列腺炎屬濕熱下注兼氣滯血瘀者。

【用藥方法】水煎服，日1劑。

【臨床療效】34例中治癒14例，好轉16例，無效4例。其中服藥30～50劑者10例，51～100劑者19例，100劑以上者5例。

【經驗體會】慢性前列腺炎的主要病因為濕熱下注，或在腎虛的基礎上變生濕熱，辨證應分清虛實。其病理變化為濕熱蘊結，氣滯血瘀，經絡阻遏，治宜清熱利濕，理氣化瘀為主。清利理化湯選用苦寒之黃柏、瞿麥、敗醬草、薏苡仁清利濕熱；延胡索、川楝子、劉寄奴、桃仁、川牛膝理氣化瘀；參以芍藥甘草湯緩急止痛；配少量附子、小茴香溫陽化氣，並藉其溫燥反佐方中苦寒之品，還可推蕩活瘀。在治療過程中，注意精神調攝及飲食宜忌；患者必須保持心情愉悅，房事有節，以補藥力之不逮，同時要堅持配合醫生治療。

3. 龍膽瀉肝湯 ❸

【藥物組成】龍膽草10克，梔子10克，黃芩6克，柴胡10克，生地12克，車前子10克，澤瀉10克，木通6克，甘草10克，當歸5克。

【加減變化】尿道口滴白濁加芡實10克；口苦及濕熱甚者加敗醬草10克，蒲公英10克，並重用龍膽草；前列腺質韌者加澤蘭10克，乳香6克，桃仁10克，赤芍10克；性功能障礙者加淫羊藿10克，萆薢10克。

【功效】清熱利濕。

---

❸ 張敏建，〈龍膽瀉肝湯治療濕熱下注型前列腺炎44例臨床觀察〉，《福建中醫藥》，1990，(1)：9。

【適應病症】慢性前列腺炎濕熱下注型。

【用藥方法】水煎服，日1劑，15劑為1療程。

【臨床療效】治療44例，其中治癒16例，顯效12例，有效13例，無效3例。總有效率93.2%。服藥1個療程者13例，2個療程13例，4個療程10例，3～4個月7例，最長服藥時間1年。

【經驗體會】本方為清肝經濕熱的名方。方中龍膽草瀉肝膽實火，除下焦濕熱為君藥。黃芩、梔子苦寒瀉火，助龍膽草以清肝經實熱，共為臣藥。澤瀉、木通、車前子協助龍膽草清利濕熱，引火熱之邪從小便出。肝藏血，肝有熱則易傷陰血，當歸養血，生地養血益陰，柴胡疏肝，甘草調中和藥，共為佐使藥。諸藥合用，瀉中有補，清中有養。既能瀉肝火，又能養陰血。濕熱去，則諸症自解。有資料表明，龍膽瀉肝湯有較強的抑菌和殺菌能力。病人治療一般需15天以上，應注意苦寒敗胃的表現。若患者出現納減、時欲吐、腹脹等，應暫時停止給藥，或改用龍膽瀉肝丸口服，強調中病即止。

4.前列腺炎湯 ❹

【藥物組成】土茯苓、敗醬草、炒穀芽各30克，牛膝12克，萆薢、延胡索各15克，丹皮、龍膽草、枳殼各9克。

【加減變化】熱明顯者加黃柏、山梔、馬齒莧、馬鞭草；濕明顯者加車前子、茯苓、澤瀉、薏苡仁；痛明顯者加製乳香、製沒藥、川楝子、烏藥；挾瘀者加桃仁、紅花、三棱、莪朮；陰虛者加知母、黃柏、生地、玄參；氣虛者加黃芪、黨參、山藥；尿道流白濁者加金櫻子、芡實。

【功效】清熱利濕。

【適應病症】無菌性前列腺炎。

【用藥方法】水煎服，日1劑。

【臨床療效】46例中痊癒17例，顯效22例，無效7例，總有效率84.8%。

---

❹ 歐春等，〈無菌性前列腺炎46例臨床分析〉，《浙江中醫雜誌》，1990, (6): 250。

療程3週～3個月。

【經驗體會】無菌性前列腺炎辨證多屬於濕熱，病因病機為濕熱之邪蘊結於內，下注膀胱，擾於精室所致，故治療當清利濕熱。方中龍膽草、敗醬草、土茯苓清熱利濕；萆薢分清泌濁；延胡索活血行氣止痛；丹皮清熱涼血；枳殼行氣除脹；川牛膝涼血活血，載藥下行；炒穀芽顧護胃氣。諸藥合用，共奏清濕熱、利小便、行氣血之功效。可配合前列腺炎外治法，有確定的療效。對於久病體虛，正氣受損，無力抗邪者，效果不理想。

5. 化瘀導濁湯 ❺

【藥物組成】王不留行10克，穿山甲12克，莪朮10克，丹參30克，紅花、川芎各12克，虎杖20克，萆薢、益母草、半枝蓮、菟絲子、牛膝各15克，白花蛇舌草30克，魚腥草20克，車前子12克，生黃芪10克，生甘草6克。

【加減變化】會陰及小腹、睪丸墜脹疼痛較甚，加延胡索、川楝子、烏藥；尿頻、尿痛、尿黃而濁加木通、滑石、萹蓄、瞿麥；腰痛加杜仲、川斷、寄生；性功能低下加蜈蚣、仙靈脾、蛇床子；遺精早泄加知母、黃柏、五倍子、龍骨、牡蠣；血精或前列腺液中有紅血球，加茜草、生蒲黃、白茅根、田七粉；不育者，合用五子衍宗丸。

【功效】化瘀導濁。

【適應病症】慢性前列腺炎血瘀兼有濕熱者。

【用藥方法】水煎服，日1劑。

【臨床療效】治療68例，其中痊癒25例，顯效23例，有效16例，無效4例，療程最短35天，最長6個月，一般2～4個月。

【經驗體會】本方主治慢性前列腺炎血瘀兼有濕熱者。血瘀日久，阻滯經絡，發為本症。故當以祛瘀為先。方中穿山甲鹹能軟堅，性善走

---

❺ 鄭東利，〈68例慢性前列腺炎臨床總結〉，《上海中醫藥雜誌》，1990，(7)：19。

竅，可透達經絡直達病所，故為君藥。丹參、王不留行、莪朮活血祛瘀，助穿山甲通經祛瘀，故為臣藥。紅花、牛膝、益母草活血化瘀。化瘀應行氣，故用川芎行氣活血。瘀血日久或兼有熱毒之邪，故以白花蛇舌草、魚腥草、半枝蓮清熱解毒，以清熱祛瘀。瘀熱阻滯，當從小便而去，故以虎杖、萆薢、車前子利濕通淋。瘀久耗氣傷精，故以黃芪、菟絲子益精氣。甘草調和諸藥。本方治療慢性前列腺炎瘀血濕熱相互蘊結之症，但以瘀血阻滯為主。

6. 土茯苓方 ❻

【藥物組成】土茯苓、敗醬草、馬齒莧、露蜂房各30克，赤芍、澤蘭、桃仁、路路通各10克，連翹、川牛膝各12克，甘草6克。

【加減變化】便秘加大黃；尿後帶白量多加萆薢、薏苡仁；伴陽痿、早泄、畏寒肢冷者加附子、肉桂、淫羊藿；伴腰痠、遺精、心悸、失眠者加知母、黃柏、山萸肉、炒棗仁。

【功效】清熱利濕，活血祛瘀。

【適應病症】慢性前列腺炎。

【用藥方法】水煎服，日1劑。配合前列腺注射強的松龍50mg，卡那黴素1g，2%普魯卡因2ml。

【臨床療效】治療200例，其中治癒149例，好轉41例，無效10例，總有效率95%。

【經驗體會】慢性前列腺炎，多見於中青年男性患者。臨床以尿頻、尿急、淋瀝不盡、尿後帶白，或伴會陰及腰骶部疼痛及性功能紊亂等為特徵。方中選用土茯苓、敗醬草、馬齒莧、連翹清熱解毒利濕；赤芍藥、澤蘭、桃仁、路路通活血祛瘀涼血，利水通精道；牛膝引血下行，引藥直達病所。

---

❻ 張明奎等，〈中西醫結合治療慢性前列腺炎〉，《四川中醫》，1990，(9)：36。

7. 龍膽消炎湯 ❼

【藥物組成】龍膽草、蒲公英、土茯苓各15～30克，黑山梔、敗醬草各15克，柴胡、黃柏、夏枯草、萆薢各9克，茜草、丹皮、腫節風各9～10克。

【加減變化】急性期重用龍膽草、蒲公英、腫節風，加金銀花、連翹、薄荷；慢性期去黃柏、山梔，加川楝子、赤芍，並減龍膽草、蒲公英、腫節風用量；腰痛去黃柏、土茯苓、腫節風、山梔，加杜仲、狗脊、川楝子、川斷、延胡索；會陰部疼明顯者去黃柏、土茯苓、腫節風、山梔，加川楝子、延胡索、乳香、沒藥、青陳皮；尿血加槐花、白茅根、仙鶴草；頭昏失眠多夢加菖蒲、遠志、茯神，去黃柏、土茯苓；兼腎虛者合左歸飲加減；兼脾虛者合參苓白朮散加減；伴見前列腺腫硬者合少腹逐瘀湯加減。

【功效】清熱利濕。

【適應病症】急、慢性前列腺炎濕熱下注型。

【用藥方法】水煎服，日1劑（重2劑），每日3～6次服。

【臨床療效】治療210例中，總有效率96.2%，其中急性前列腺炎85例，痊癒78例，顯效7例；慢性前列腺炎125例，痊癒75例，顯效15例，有效17例，無效8例。

【經驗體會】前列腺炎以腎虛或脾虛為本，濕熱為標；但主要是肝經濕熱下注，結聚於會陰所致。所以清熱利濕為治療之基本大法。方中龍膽草瀉肝利濕，配黃柏瀉火燥濕，萆薢清熱利濕，土茯苓、敗醬草清熱利水，且土茯苓尤善清下焦濕熱之毒，佐蒲公英、腫節風、黑山梔、夏枯草清熱解毒散結；茜草、丹皮合夏枯草、敗醬草則涼血、活血、化瘀之功尤著，入方既可以使血分濕熱之毒外瀉，又可防熱入血絡之弊；柴胡善疏肝解鬱，又能瀉肝，行諸藥之性直達病所，故兼之為使。諸藥

---

❼ 程爵棠，〈龍膽消炎湯治療前列腺炎210例〉，《陝西中醫》，1991，(2)：68。

合用，共奏清熱利濕、解毒消腫之功，驗之臨床，若能靈活應用，隨症加減，療效顯著。

8. 清源通淋湯 ❽

【藥物組成】土茯苓、生地、苦參、虎杖、萹蓄、滑石、花粉、黃柏、蜂房、石菖蒲、甘草。

【加減變化】熱毒明顯者酌加丹皮、地丁、連翹、穿心蓮；尿濁澀痛酌加萆薢、車前子、海金沙、石葦，濕熱兼浮腫酌加茯苓、澤瀉、薏苡仁、蒼朮。

【功效】清熱利濕。

【適應病症】前列腺炎濕熱型。

【用藥方法】水煎服，日1劑。

【臨床療效】李氏用於臨床，收效滿意。

【經驗體會】本方主治慢性前列腺炎濕熱型。濕熱居於下焦，而發本症，故當清利下焦正所謂清源。方中土茯苓清熱利濕，涼血解毒為君。生地清熱涼血，苦參清熱燥濕，沈降下行，兼通利小便共為臣藥。萹蓄、滑石、虎杖利濕通淋，引濕熱之邪從小便而出。黃柏清熱燥濕，天花粉可清熱生津，又能入血分，散瘀血。蜂房可解毒療瘡，菖蒲化痰開竅共為佐藥。甘草調和諸藥，全方共奏清熱利濕之功。

9. 豬殃殃湯 ❾

【藥物組成】豬殃殃100克，半枝蓮15克，魚腥草30克，紅花10克，桃仁、澤蘭、茯苓、車前子各12克，滑石18克，甘草3克，桂枝6克。

【加減變化】少腹、會陰或睪丸脹痛加青皮10克，川楝子、橘核各12克；尿道滯澀或有尿不盡感加木通、王不留行各9克；有紅血球者加茅

❽ 李永清等，〈辨證治療前列腺炎125例〉，《吉林中醫藥》，1991，(2)：13。

❾ 葉繼長，〈活血化瘀、清熱利濕法治療慢性前列腺炎45例臨床觀察〉，《新中醫》，1991，(8)：26。

根、小薊各10克；尿末或大便時尿道白濁者加萆薢、敗醬草各15克；有陽痿、早泄、性功能減退者加仙靈脾10克，鹿膠12克。

【功效】清利濕熱，活血化瘀。

【適應病症】慢性前列腺炎屬濕熱留戀，氣滯血瘀者。

【用藥方法】日1劑，水煎分3次服。

【臨床療效】45例中痊癒26例，好轉19例。有效率100%。

【經驗體會】慢性前列腺炎的主要病因是多濕多熱，濕熱長期不清，一則耗傷正氣，二則導致精道氣滯血瘀，虛實夾雜，或因情志不舒，肝鬱氣滯，氣鬱化火，或因飲食不節，勞累過度，房事不潔，致濕熱乘虛侵襲精室。治療當活血化瘀，清利濕熱。方中豬殃殃、半邊蓮、魚腥草、茯苓、滑石、甘草清熱解毒利濕，特別重用豬殃殃清熱解毒，利濕通淋；桃仁、紅花、澤蘭以活血化瘀；桂枝通陽化氣；加川楝子、青皮、橘核疏肝理氣；木通、王不留行清熱通淋，消腫止痛；茅根、小薊涼血止血；萆薢、敗醬草清熱化濕；淫羊藿、鹿角膠補腎壯陽。總之，臨證時應分清標本緩急，予以適當的治療，方能獲得較好的療效。

10.清利活血湯 ❿

【藥物組成】馬鞭草、生薏仁各30克，六一散20克，茯苓、當歸尾各15克，萆薢、牛膝、車前草各12克，赤芍10克，黃柏、龍膽草、地龍各9克。

【功效】清利濕熱，佐以活血化瘀。

【適應病症】慢性前列腺炎濕熱型。

【用藥方法】水煎服，日1劑。

【經驗體會】本方治療慢性前列腺炎濕熱型。方中馬鞭草寒能清熱，苦能下降，可涼血行血祛瘀，利水滲濕為君藥。薏苡仁、六一散利水導濕從小便而出，赤芍、當歸尾、牛膝，重在活血化瘀，引血下行，

❿ 徐斌，〈辨證治療慢性前列腺炎76例〉，《浙江中醫學院學報》，1992，(6)：14。

共為臣藥。茯苓、萆薢、車前草助馬鞭草利水除濕，黃柏、龍膽草清熱祛濕，非此二藥濕熱不可去。地龍鹹寒體滑，可清熱利尿通淋，兼引藥下行，共為佐使藥。全方重在清熱利濕，引濕熱之邪從小便而去。活血配伍清利之品使瘀結之病邪得除。

11.利濕解毒湯 ⓫

【藥物組成】生苡仁30克，敗醬草15克，虎杖10克，赤芍20克，王不留行10克，萆薢15克，黃柏10克，石菖蒲10克，石葦10克，木通10克，蒲公英10克

【加減變化】濕熱明顯而排尿疼痛加龍葵、白茅根、淡竹葉、滑石；濕重者去黃柏，加茯苓、澤瀉；小便滴白者加益智仁、烏藥；疼痛明顯加乳香、沒藥、徐長卿；尿道發癢者加白鮮皮。

【功效】清熱利濕，解毒活血。

【適應病症】慢性前列腺炎濕熱下注型。

【用藥方法】水煎服，日1劑。

【臨床療效】施氏用於臨床，收效滿意。

【經驗體會】濕熱下注型前列腺炎，其本在於脾濕與熱毒互結。治宜清熱利濕，解毒活血，使濕熱分消，毒邪徹底清除，故方中用甘淡微寒的薏苡仁利尿祛濕，敗醬草清熱解毒，兩藥合用，利濕解毒，取薏苡附子敗醬散之意，共為君藥。萆薢、石葦、木通合用助薏苡仁利濕，黃柏、蒲公英清熱解毒燥濕，共為臣藥。虎杖、赤芍、王不留行，清熱活血利濕。石菖蒲化痰開竅除濕，共為佐使藥。全方共奏清熱利濕解毒活血之功。

12.前列舒 ⓬

【藥物組成】丹參15克，丹皮9克，黃柏、赤芍、穿山甲、澤蘭各10

⓫ 劉春英，〈施漢章治療慢性前列腺炎經驗〉，《中醫雜誌》，1992，(10)：221。

⓬ 喬得均等，〈前列舒治療慢性前列腺炎136例〉，《湖南中醫雜誌》，1993，(1)：12。

克，澤瀉、萆薢各15克，青皮、王不留行各9克，蒲公英15克，桃仁7克，烏藥7克，敗醬草30克。

【功效】清熱利濕，理氣化瘀。

【適應病症】慢性前列腺炎濕熱兼氣滯者。

【用藥方法】水煎服，日1劑。渣煎水坐浴，每晚1次。

【臨床療效】136例中痊癒31例，顯效43例，有效51例，無效11例，總有效率91.8%。

【經驗體會】慢性前列腺炎雖為本虛標實之證，以標實為急，當以治標為先。其標為肝經濕熱，氣滯瘀阻。方中黃柏、蒲公英、生地、澤瀉、川萆薢、敗醬草清熱利濕；青皮、烏藥疏肝理氣；丹參、丹皮、赤芍藥、桃仁、澤蘭活血化瘀；妙在加穿山甲、王不留行化瘀通絡使其起「引流」作用，促使「炎性分泌物」的排泄，以利於「炎性病灶」消散。全方旨在清熱利濕，理氣化瘀。待標證緩解後，再補腎固本。本病治療切勿重用補劑，不宜過早補腎，更忌溫補腎陽，否則，使腎氣亢盛，引動相火，增加治療難度。此外，治療期間，當保持適當的性生活；局部按摩和藥液坐浴等輔助治療手段有助於病體康復。

13. 前列腺炎 I 號方 ⓭

【藥物組成】生黃芪、蒲公英、土茯苓各20克，白花蛇舌草30克，虎杖、川楝子、烏藥、延胡索、赤芍、敗醬草、萹蓄各10克，黃柏、生大黃、生甘草各10克。

【加減變化】尿道灼熱刺痛重者加石葦、木通各10克；尿道滴白較多者加萆薢、車前子各15克；尿中有膿細胞滿視野者，加雙花、連翹各20克；血精或尿中有紅血球者加旱蓮草15克，白茅根20克。

【功效】清熱利濕，解毒化濁。

⓭　周安方，〈前列腺炎I、II號方治療慢性前列腺炎147例療效觀察〉，《中醫雜誌》，1993，(3)：165。

【適應病症】慢性前列腺炎濕熱蘊結型。

【用藥方法】水煎服，日1劑。

【臨床療效】41例中治癒30例，顯效8例，好轉3例，總有效率100%。

【經驗體會】根據前列腺炎的臨床症狀和體徵，辨證為濕熱蘊結者選用本方治療。方中白花蛇舌草、蒲公英、敗醬草、生甘草清熱解毒化濁；黃柏、土茯苓、萹蓄清熱利濕降濁，配大黃增強其清熱利濕、解毒瀉濁之功，並可導濕熱下行；虎杖、赤芍、敗醬草、延胡索活血以通精；川楝子、烏藥行氣以活血，配大黃加強其活血化瘀、通精去濁之功，並能引藥直達病所；生黃芪、蒲公英、敗醬草托毒排膿去濁；生黃芪還能補氣以行血，扶正以祛邪。全方合用，共奏清熱利濕、解毒去濁、行氣活血、扶正祛邪之功。此外，服用過的藥渣再可加水煎煮取藥汁，用熱藥汁坐浴。避免飲酒及食用辛辣刺激性食物，保持大便通暢，注意陰部衛生。據現代藥理學研究，白花蛇舌草、蒲公英、土茯苓、敗醬草、黃柏、萹蓄、虎杖、大黃均具有廣譜抗菌作用或抗病毒作用，能抑制或殺滅病原微生物，減輕炎性反應，改善臨床症狀；大黃、蒲公英、虎杖、生黃芪等可刺激網狀內皮系統，增強吞噬細胞的吞噬能力，提高淋巴細胞轉化率，促進免疫球蛋白形成，誘導產生干擾素，提高機體免疫能力；赤芍、虎杖、大黃、延胡索等能改善局部微循環，解除局部炎性梗阻，促進炎性分泌物排出和增生病變的軟化，提高局部有效藥物濃度。

14.前列腺炎Ⅱ號方 ❶

【藥物組成】生黃芪、蒲公英、土茯苓、赤芍、延胡索各20克，白花蛇舌草30克，虎杖15克，熟大黃、川楝子、烏藥各10克。

【加減變化】尿道灼熱刺疼者加石葦、木通各10克；會陰、睪丸、

❶ 周安方，〈前列腺炎Ⅰ、Ⅱ號方治療慢性前列腺炎147例療效觀察〉，《中醫雜誌》，1993，(3)：165。

陰莖等處疼痛較重者，加炮穿山甲、乳香、沒藥各10克；尿中膿細胞較多者加銀花、連翹各20克。

【功效】清熱利濕，行氣活血。

【適應病症】慢性前列腺炎濕熱兼瘀者。

【用藥方法】水煎服，日1劑，分2～3次服。

【臨床療效】106例中，治癒72例，顯效26例，好轉6例，無效2例，總有效率98%。

【經驗體會】本方主治慢性前列腺炎濕熱兼瘀者。故方中白花蛇舌草仍為君藥，蒲公英、土茯苓清熱利濕為臣。赤芍、延胡索活血化瘀，虎杖化瘀利尿，本方將前方的生大黃改為製大黃，以加重活血之力。川楝子、烏藥行氣以活血，生黃芪益氣健脾利濕，又防止活血藥耗散正氣，共為佐藥。本方與I號方相比，其活血之力明顯加強，利濕之力減弱，這體現了中醫辨證論治的特點。

15. 慢前飲 ⓖ

【藥物組成】當歸、丹參、虎杖、蒲公英、川斷、菟絲子各15克，黃芪、土茯苓、白花蛇舌草、敗醬草、王不留行、淫羊藿各30克，枸杞子25克，澤瀉20克，木通、生甘草10克。

【功效】清熱解毒，利濕通淋，活血化瘀，通絡散結，益腎填精。

【適應病症】慢性前列腺炎濕熱兼有腎虛者。

【用藥方法】水煎服，日1劑，每劑藥第3煎加水1500～2500ml，煎後濾水坐浴，每次半小時。

【臨床療效】50例中痊癒26例，顯效12例，有效10例，無效3例，有效率94%。

【經驗體會】慢性前列腺炎的病因病機是由於濕熱沈積下焦，致使正氣損傷，引起腎陰、腎陽或腎之陰陽兩虛，而且久病入絡，經絡不通，

ⓖ 牛德梓，〈慢前飲治療慢性前列腺炎50例〉，《山東中醫雜誌》，1993, (6)：27。

氣血瘀滯，虛實夾雜。濕熱是本病之標，腎虛是本病之本。治以清熱解毒、利濕通淋、活血化瘀、通絡散結、益腎添精。方中當歸、丹參、黃芪益氣養血、活血通絡，能增強機體的抗毒能力和生精能力，又可防止苦寒藥敗胃傷正；土茯苓、白花蛇舌草、敗醬草、虎杖、蒲公英、木通、澤瀉清熱解毒、利濕通淋；王不留行其性行而不留，通血脈、利水道，有消腫作用；配丹參活血化瘀、軟堅散結；續斷、枸杞子、菟絲子、淫羊藿滋腎填精、益腎壯陽。諸藥合用，攻補兼施，寓補於攻，使祛邪而不傷正。

16. 通淋化瘀湯 ⓰

【藥物組成】木通，滑石，車前子，梔子，銀花，瞿麥，徐長卿，王不留行，延胡索。

【加減變化】膀胱刺激徵明顯加萹蓄、石葦；少腹、陰囊、會陰部墜脹疼痛加穿山甲、䗪蟲、黃芪、升麻；尿道滴白加萆薢、菖蒲、益智仁；陰部怕冷、陽痿、早泄加仙茅、仙靈脾、巴戟天。

【功效】清熱通淋，活血化瘀。

【適應病症】慢性前列腺炎濕熱下注兼瘀血阻滯者。

【用藥方法】日1劑，水煎服。

【臨床療效】治療80例，其中治癒（症狀全部消失，前列腺液鏡檢正常，或B超檢查前列腺邊緣光整，光點均勻）48例，占60%；顯效（症狀明顯減輕，前列腺液鏡檢接近正常，或B超檢查前列腺邊緣尚光整，光點尚均勻）16例，占20%；好轉（症狀減輕，前列腺液鏡檢有所改善，或B超檢查前列腺邊緣欠完整，光點欠均勻）10例，占12%；無效（症狀無好轉，前列腺液鏡檢或B超檢查無改變）6例，占8%。總有效率為92%。

【經驗體會】慢性前列腺炎屬中醫「淋濁」範疇，病機為濕熱蘊結，

⓰ 王祖賢，〈通淋化瘀治療慢性前列腺炎80例小結〉，《實用中醫內科雜誌》，1995，(2)：19。

氣滯血瘀。本病病程纏綿，日久脾腎虛弱，呈現本虛標實之證。筆者體會，單純用清熱通淋法，療效常不理想；若把行氣活血化瘀法貫穿始終，方能縮短療程，收到滿意的效果。本病形成瘀血的依據有四：第一，足厥陰肝經循少腹，繞陰器，前列腺部位當屬足厥陰肝經。濕熱下注，經絡阻遏，致肝經氣滯血瘀。第二，典型的臨床症狀，少腹、陰囊、會陰部脹痛，腰骶疼痛，此乃氣滯血瘀所致。第三，久病必瘀，本病病程較長，經絡瘀滯乃是必然的病理反映。第四，因虛致瘀，久病不癒，濕熱傷正，脾腎兩虛，推動無力，亦致血脈瘀滯。本病病因是濕熱蘊結，而其本質則是經脈瘀滯的血瘀證。現代醫學對本病的治療，著眼於祛除病因，改善慢性充血，促進引流及炎症、纖維化的吸收。活血化瘀中藥具有較好的改善微循環、抗缺氧、抗凝、抗纖溶等作用。因此，活血化瘀是治療本病的主要方法之一。故方中重用延胡索理氣活血止痛，王不留行活血通經，徐長卿通經化瘀止痛，必要時加穿山甲、䗪蟲活血散瘀，通行經絡。本病常因酗酒、過食辛辣、感冒、縱慾、過勞而反覆發作，做好預防護理也很重要。

17. 三草安前湯 ⓱

【藥物組成】金錢草30克，敗醬草30克，益母草30克，三棱15克，莪朮15克，蒲公英20克，薏苡米仁20克，黃柏12克，延胡索15克。

【加減變化】如尿頻尿痛明顯者，加滑石、白花蛇舌草；會陰、尾骶、少腹脹痛者，加澤蘭、牛膝、乳香、小茴香；尿後白濁較多者，加土茯苓、萆薢。

【功效】清熱利濕，活血散結，祛瘀止痛。

【適應病症】慢性前列腺炎，濕熱下注兼瘀血阻滯者。

【用藥方法】水煎服，每日1劑，分2～3次口服，併用此湯液藥渣煎

⓱　周初雄等，〈三草安前湯治療慢性前列腺炎57例〉，《湖南中醫學院學報》，1995，(2)：25。

水，熏洗會陰部，1日2次。

【臨床療效】治療57例，其中治癒（症狀消失，三次前列腺按摩液均正常）43例，占75.4%；好轉（症狀改善，前列腺按摩液檢查仍不正常）11例，占19.3%；無效（主要症狀，前列腺液化驗檢查均無明顯變化）3例，占5.2%。療程最長者為68天，最短19天，平均為41天。

【經驗體會】慢性前列腺炎屬中國醫學「精濁」、「白濁」範疇。本病病因病機錯綜複雜，據臨床觀察，病人在出現典型症狀階段，大多為濕熱內生，引起經絡阻隔，久而致氣血瘀滯而成濕熱夾瘀證。三草安前湯方中金錢草有清熱利濕、通淋消腫之功效，是治療各種淋證的要藥；王安卿在《採藥志》論：「金錢草善治白濁，熱淋玉莖腫痛……。」敗醬草具有袪瘀止痛，消腫散結，消痛排膿的功能，可袪瘀散結止痛。有報導敗醬草能抑制葡萄球菌和鏈球菌。益母草可活血袪瘀，利水消腫為婦科要藥，引為男科之用。《辨藥指南》：「……唯用之疏滯氣，即所以養真氣，用之行瘀血，即所以生新血耳。」三草合用活血袪瘀，利尿通淋，消腫止痛，故為本方之君藥。三棱、莪朮功能破血行氣，袪瘀止痛，二藥合用，對質地較硬的前列腺效果也佳。延胡索可活血行氣止痛，《本草綱目》：「活血、利氣、止痛、通小便。」運用延胡索治療少腹、會陰、尾骶、睪丸脹痛，收到一定療效。黃柏清利下焦濕熱，專治熱淋澀痛，或小便白濁。《珍珠囊》：「黃柏之用有六，瀉膀胱之火，一也；利小便結，二也；除下焦濕腫，三也……。」蒲公英利尿治熱淋，與金錢草、茅根同用。《本草備要》：「專治乳痛、療毒，亦為通淋妙品。」薏苡仁淡滲利水，健脾袪濕，使濕從小便而去，濕去熱清。諸藥組合，具有清熱利濕，活血散結，袪瘀止痛的作用，用於治療慢性前列腺炎，臨床上收到了良好的療效。

18.加味易黃湯 ⓲

【藥物組成】炒山藥30～60克，炒芡實30～60克，鹽黃柏10～15克，

⓲　三立群，〈加味易黃湯治療慢性前列腺炎54例臨床觀察〉，《山西中醫》，1996，(3)：14。

車前子6～12克，炒白果（去皮）10個。

【加減變化】尿道灼熱刺痛較重者加石葦10克，木通10克；尿濁加萆薢15克，益智仁15克；前列腺液鏡檢，白血球滿視野者加金銀花20克，連翹20克，蒲公英30克；有紅血球或肉眼見血精者加旱蓮草20克，白茅根30克；會陰、睪丸、陰莖等處疼痛較重者加橘核、荔枝核各15克，製乳沒各10克；氣陰兩虛者加黃芪20克，黨參15克，枸杞子20克。

【功效】清熱利濕補虛。

【適應病症】慢性前列腺炎濕熱下注型。

【用藥方法】日1劑，水煎服，每週服藥5劑，療程不得少於4週。治療期間停用抗生素、激素，禁酒辣，節房事，避免會陰部刺激。

【臨床療效】治療54例，其中痊癒（症狀消失，前列腺液檢查2次以上正常，肛門指診前列腺基本恢復正常，壓痛消失，精液複查2次以上正常）27例；好轉（症狀明顯減輕，前列腺指診有改善，前列腺液白血球數較治療前減少，或偶有1次正常）27例；無效（症狀、體徵、前列腺指診、前列腺液檢查無改善）5例。總有效率為90.7%。

【經驗體會】慢性前列腺炎屬於中醫「濁淋」範疇，多因手淫或忍精、縱慾，瘀積濕熱，氣化失司所致。易黃湯是治療婦科黃帶效方，病雖不同，而病機相似，故用本方加味治之，取得了較好療效。正如《傅青主女科》所曰，方中「山藥、芡實專補任脈之虛，又能利水；加白果引入任脈之中，更為便捷，所以奏功之速也；至於用黃柏，清腎中之火也，腎與任脈相通以相濟，解腎中之火，即解任脈之熱矣。」全方既可補任脈之虛，又能清利下焦濕熱，故治療慢性前列腺炎療效較佳。

19.苓薏連翹湯 ❶⓽

【藥物組成】土茯苓30克，薏苡仁30克，連翹30克，敗醬草15克，

---

❶⓽　徐錫蘭，〈苓薏連翹湯治療慢性前列腺炎60例〉，《山東中醫藥大學學報》，1998，(1)：37。

蒲公英30克，石葦15克，益母草15克，王不留行12克，穿山甲10克，荔枝核12克，白茅根30克，夏枯草15克，甘草6克。

【功效】清熱利濕，活血化瘀，軟堅散結。

【適應病症】濕熱下注型前列腺炎。

【用藥方法】日1劑，水煎400ml，分2次服，1個月為1個療程。

【臨床療效】治療60例，其中治癒（臨床症狀消失，前列腺液檢查正常）26例；有效（臨床症狀改善或基本消失，前列腺液檢查好轉）29例；無效（臨床症狀及前列腺液檢查均無變化）5例。總有效率為91.6%。

【經驗體會】慢性前列腺炎，有細菌性及非細菌性之分。中國醫學認為，本病的主要病因病機是下焦濕熱，無論是久臥濕地，勞傷過度，或房事不節，腎氣不足，或是肝失疏泄，氣機不調，氣血運行不暢，鬱久化熱，均可導致濕熱，濕熱之邪蘊結於下焦，不易速去，而且久病入絡，絡脈不暢，氣血瘀滯：根據病機，擬清熱利濕、活血軟堅之苓薏連翹湯加減治療。方中土茯苓、敗醬草、連翹、蒲公英、益母草、石葦、白茅根、薏苡仁清熱利濕，利尿通淋；王不留行、穿山甲活血化瘀，軟堅散結；夏枯草、荔枝核疏肝理氣散結。全方共奏清熱利濕、活血化瘀、軟堅散結之功。

前列腺的慢性充血與前列腺感染二者可互為因果，腺泡與腺管的炎症反應而使腺管梗阻，分泌物瘀積，引流不暢，從而又加重局部組織損害。在中藥內服基礎上，應用野菊花栓直腸用藥，通過直腸吸收，可提高療效。

(二)瘀血阻滯

1.前列腺II號湯 [20]

【藥物組成】丹參、王不留行、苡仁、牡蠣各30克，柴胡、萆薢、

[20] 程洪林，〈中醫辨證治療前列腺炎40例〉，《陝西中醫》，1986，(12)：537。

車前子、乳香、沒藥、小茴香、甘草各10克。

【功效】活血化瘀，兼以清熱利濕。

【適應病症】前列腺炎屬氣滯血瘀型。

【用藥方法】水煎服，日1劑。

【臨床療效】程氏用於臨床，療效顯著。

【經驗體會】本方主治前列腺炎屬氣滯血瘀型。方中丹參苦能降瀉，微寒清熱，入心肝二經血分，活血袪瘀，涼血消腫，清心除煩，為治療血熱瘀滯的要藥，故用作君藥。王不留行活血通經，乳香、沒藥袪瘀止痛，共為臣藥，助丹參活血化瘀。活血必行氣，故柴胡疏肝，小茴香辛溫芳香，疏肝理氣，使氣行則血行。薏苡仁、車前子利濕通淋。牡蠣軟堅散結。甘草調和諸藥，共為佐使藥。諸藥合用，活血化瘀，清熱利濕。

2.複方地虎湯 ㉑

【藥物組成】黃芪、延胡索、地龍、虎杖、白花蛇舌草、穿山甲、萊菔子、赤芍、乳香、沒藥、萹蓄、甘草。

【功效】活血化瘀，行氣通淋。

【適應病症】慢性前列腺炎氣滯血瘀型。

【用藥方法】水煎服，日1劑。

【臨床療效】王氏應用本方治療，取得滿意療效。

【經驗體會】本方主治慢性前列腺炎血瘀型。方中地龍鹹寒體滑，下行降瀉，可活血通絡，清熱通淋。藥理研究證實，地龍含有脂肪、脂肪酸、膽鹼、核酸分解物等，為有效清熱解痙藥，故為治療前列腺炎的良藥；虎杖可活血通經，兼有利尿通淋之功，二藥合用，則活血通淋，共為君藥。穿山甲、乳香、沒藥助地龍、虎杖活血以袪瘀為臣。延胡索活血止痛，赤芍清熱袪瘀，萊菔子行氣通經，白花蛇舌草清熱解毒，萹

㉑　王少金，〈慢性前列腺炎的辨證論治〉，《吉林中醫藥》，1990，(1): 3。

蓄利尿通淋，黃芪益氣以祛瘀，甘草調和諸藥，共為佐使。

3.化瘀消淋飲 ❷

【藥物組成】桃仁、丹參、穿山甲、丹皮、黃柏、莪朮、黨參、黃芪、當歸、小薊、苦參、土茯苓、虎杖。

【加減變化】血虛瘀滯者加雞血藤、何首烏、仙鶴草；血熱酌加大黃、地榆、白茅根；血瘀兼氣滯酌加茜草、蒲黃、川楝子。

【功效】活血通淋。

【適應病症】前列腺炎氣血瘀滯型。

【用藥方法】水煎服，日1劑。

【臨床療效】李氏用於臨床，收效滿意。

【經驗體會】瘀阻於下焦，膀胱氣化不利，故發為本病。方中桃仁苦甘性平，入肝經血分，為破瘀行血常用之品，故活血破瘀為君。丹參、穿山甲活血破瘀通經為臣。瘀熱互結，祛瘀當勿忘清熱，故以丹皮清熱瀉火，黃柏清熱燥濕，苦參清熱利濕，三藥合用，祛下焦濕熱。濕熱非通利不能除，故以小薊、虎杖、土茯苓清熱利濕通淋。發病日久，氣血虧虛，故以黨參、黃芪當歸益氣補血。全方攻補兼施，寓補於攻中，祛瘀而不傷正。

4.瞿麥糖漿 ❸

【藥物組成】瞿麥、三棱、紅花、浙貝母、益智仁、生麥芽。

【功效】活血化瘀。

【適應病症】瘀滯型之慢性前列腺炎。

【用藥方法】每日2～3次，每次20ml。1個月為1療程。

【臨床療效】22例中痊癒8例，顯效7例，好轉4例，無效3例。

---

❷ 李永清等，〈辨證治療前列腺炎125例〉，《吉林中醫藥》，1991，(2)：13。

❸ 陳子勝等，〈辨證治療慢性前列腺炎83例臨床小結〉，《浙江中醫學院學報》，1992，(3)：16。

　　【經驗體會】本方主要適用於臨床辨證屬於瘀血內停型慢性前列腺炎，治以活血化瘀。方中三棱、紅花、浙貝母活血散結；瞿麥利尿；益智仁顧護腎氣；生麥芽養護胃氣。諸藥合用共奏活血散結利尿之功。另外配合前列腺局部按摩，可以排出滯留於前列腺泡和腺管的感染物質，使之引流通暢，並能有效地促進炎症的吸收，能加強中藥的治療作用。

5.丹王湯 ㉔

　　【藥物組成】丹參20克，王不留行、當歸、延胡索、川楝子、香附各10克，赤芍、敗醬草各15克，柴胡5克。

　　【加減變化】痛甚加乳香、沒藥、徐長卿；睪丸痛加橘核、荔枝核、小茴香；小便滴白加益智仁、萆薢、烏藥；濕熱明顯加龍葵、虎杖、石葦；濕濁明顯加苡仁、茯苓。

　　【功效】活血化瘀，伍以清利。

　　【適應病症】慢性前列腺炎屬氣滯血瘀型。

　　【用藥方法】水煎服，日1劑。

　　【經驗體會】瘀血停止於下焦，非活血不能使瘀去。故方中以丹參、王不留行活血祛瘀通經為君藥。血為氣之母，氣為血之帥，祛瘀當行氣，故以川楝子、香附行氣通絡，助君藥以逐瘀。延胡索活血而止痛，當歸活血而補血，赤芍清熱涼血，敗醬草清熱解毒而活血散結，故為佐藥。柴胡引諸藥入肝經。全方共奏活血化瘀、清熱利濕之功。

6.加減活血效靈丹 ㉕

　　【藥物組成】乳香、沒藥、當歸、川斷各30克，大血竭50克。

　　【功效】活血祛瘀。

　　【適應病症】慢性前列腺炎瘀血阻滯型。

㉔ 劉春英，〈施漢章治療慢性前列腺炎經驗〉，《中醫雜誌》，1992，(10)：21。
㉕ 羅亦戎，〈加減活血效靈丹保留灌湯治療慢性前列腺炎〉，《北京中醫》，1993，(2)：32。

【用藥方法】上方水煎2次，再濃縮成200ml，藥液溫度控制在41℃左右。患者膝胸臥位，保留灌腸，自控排便。隔日1次，每10次為1療程。

【臨床療效】84例中顯效48例，好轉28例，無效8例，總有效率90.5%。

【經驗體會】鑑於前列腺的局部解剖結構及生理因素，臨床用藥很難作用於病變部位，故難以緩解其臨床症狀。尤其是非細菌性慢性前列腺炎，抗菌藥物更是收效不大。現改用加減活血效靈丹灌腸，方中乳香、沒藥宣通十二經絡，活血祛瘀、推陳出新、去毒、消腫、定痛；當歸養血、破血；續斷補腎活血；大血竭行血消炎。臨床應用療效可靠，且無副作用。

7. 前列平湯 ❷⑥

【藥物組成】王不留行、萆薢、黃芪各20克，丹參、敗醬草、生山楂、車前子（包）各30克，赤芍、熟地、柴胡各10克，牛膝15克，穿山甲12克，甘草6克。

【加減變化】會陰以及小腹、睪丸等處墜脹疼痛明顯者，加延胡索、川楝子、烏藥各10克；尿頻、尿急、尿黃者加木通3克，萹蓄、瞿麥各10克，黃柏6克；腰痛明顯者，加杜仲、川斷、桑寄生各10克；性功能低下者，加蜈蚣1條、仙靈脾、蛇床子各10克。

【功效】活血化瘀，補腎利濕。

【適應病症】前列腺炎血瘀型。症見會陰部及小腹、睪丸處隱痛，腰骶痠痛，尿頻、尿急、排尿痛、尿道滴白。前列腺壓痛，增大，前列腺液卵磷脂小體減少，白血球增多。

【用藥方法】水煎服，日1劑。

【經驗體會】本方主治慢性前列腺炎血瘀兼有腎虛者。方中王不留行甘苦性平，能走血分，活血通經，功專通利，用為君藥。赤芍、丹參、穿山甲、山楂活血化瘀，助王不留行以活血通經，共為臣藥。萆薢、敗

---

❷⑥ 歐陽坤根，〈前列平湯治療慢性前列腺炎體會〉，《湖北中醫雜誌》，1995, (5): 6。

蓄草、車前子分清泌濁，具有抗炎利水消腫作用。熟地、黃芪、牛膝補腎氣益腎精，甘草調和諸藥，柴胡引諸藥入肝經，共為佐使。全方共奏活血化瘀，填補腎之精氣，分泌清濁，抗炎利水消腫之功。

8. 化瘀湯 ㉗

【藥物組成】牛膝30克，丹參30克，魚腥草30克，莪朮20克，肉桂10克。

【功效】益氣補腎，活血化瘀，清熱利濕。

【適應病症】慢性前列腺炎。

【用藥方法】上藥加水1000ml，煎藥液200ml，去渣，裝入灌腸器內，患者側臥位灌入肛門內，保持藥液在腸內停留40分鐘以上，每療程15次。

【臨床療效】治療50例，其中顯效（症狀消失，前列腺液常規檢查恢復正常）12例，占24%；有效（症狀基本消失，或明顯減輕，前列腺液常規檢查：卵磷脂小體增加，白血球、膿細胞明顯減少）36例，占72%；無效（症狀，前列腺液常規檢查均無明顯變化）2例，占4%。

【經驗體會】慢性前列腺炎是成年男性常見疾病，中醫學中無此病名，但根據其症狀和體徵，屬中醫淋濁範疇，多由濕熱內蘊，瘀滯濁氣，腎精虧損所致。整個疾病發生發展過程，始終有瘀血的病理變化。現代醫學認為該病的發生是前列腺炎症水腫，纖維組織增生，腺管堵塞，分泌物瘀積和局部微循環障礙，病原微生物感染是重要因素。由於前列腺與直腸的解剖位置相鄰，局部有豐富的血管相連通，故中藥保留灌腸能起到局部用藥，有利於藥物吸收，直達病所的功效。方中牛膝補益肝腎，活血散瘀。《藥品化義》載：「主治癃閉管澀，白濁痠痛，瘀血阻滯，癥瘕凝結……。」魚腥草清濕熱，消癰痛。丹參、莪朮均有較強的活血化瘀，攻逐積滯作用。肉桂有暖腰腎，通血脈，鼓動腎與膀胱的氣化作用。據

㉗ 楊孝先，〈化瘀湯灌腸治療慢性前列腺炎50例〉，《甘肅中醫》，1996, (5): 25。

現代藥理研究證明，益氣補腎藥能調整和增加免疫功能，增強機體的抗病能力。活血通瘀藥可擴張血管，增加血流量，改善微循環，抑制結締組織增生，促進炎症吸收，亦能疏通腺管，消散分泌物。牛膝、肉桂、莪朮都兼有上述兩方面的功能。清熱利濕藥具有顯著抗菌作用，對多種病原微生物有抑制和殺滅作用。魚腥草、丹參二藥兼有抗菌消炎、活血通瘀雙重作用。全方益氣補腎活血通瘀併舉而扶正，佐以清利之法而袪邪，達到標本兼治的目的。

9. 袪瘀利濕湯 ㉘

【藥物組成】丹參、益母草、王不留行、敗醬草、土茯苓、赤芍各15克，橘核8克，荔枝核、瞿麥、製軍、昆布、海藻、黃柏各10克。

【加減變化】如小腹脹加烏藥、青皮各8克；如伴腎虛陽痿、遺精、早泄加菟絲子、杞子、覆盆子、沙苑子各15克；如陰虛血精加三七3克，生地20克，茜草10克，旱蓮草15克；遺精加芡實15克，蓮鬚10克；前列腺結節加穿山甲5克，三棱10克。

【功效】活血化瘀，軟堅散結，清熱利濕。

【適應病症】瘀血阻滯型前列腺炎。

【用藥方法】水煎服，日1劑。二汁內服後，再取藥渣加水適量，煎湯後坐浴10分鐘，坐浴的同時進行會陰部按摩，每次5分鐘，每日1次。

【臨床療效】治療56例，其中痊癒（症狀消失，指診無壓痛及結節，前列腺液(EPS)化驗白血球<5個／HP，卵磷脂小體為(+++)）17例；顯效（症狀明顯減輕，前列腺指診壓痛不明顯，EPS檢查好轉，卵磷脂小體增加）22例；有效（症狀好轉，前列腺指診壓痛減輕，EPS檢查稍有改善）10例；無效（主要症狀及各項檢查結果無改變）7例。有效率87.5%。療程最長65天，最短8天，平均治療天數21.2天。

㉘ 牟重臨，〈袪瘀利濕湯治療慢性前列腺炎56例〉，《浙江中醫雜誌》，1996，(6)：248。

　　【經驗體會】慢性前列腺炎西醫使用抗菌消炎治療效果不理想。中醫一般認為此病濕熱為標，腎虛為本，治療多從濕熱與腎虛入手。筆者認為補腎法只能作為輔助療法，清熱利濕法也是次要的，最重要的是通絡散結法和活血化瘀法。因為本病的病理改變為前列腺組織的炎性細胞浸潤和腺中葉纖維組織增生、變性，並形成屏障，於是脈絡瘀阻，鬱滯不通。如瘀滯不除，任何藥物無法進入腺體中發揮治療作用，因此在方中用丹參、赤芍、製軍、益母草等活血化瘀為主，以改善前列腺的局部微循環；配以荔枝核、橘核、王不留行行氣通絡和昆布、海藻軟堅散結的協同作用，有利於增生、變性纖維組織的吸收，摧毀包膜形成的屏障，使藥物進入腺體內發揮治療效果；再加土茯苓、敗醬草、瞿麥、黃柏等清熱利濕、殺菌消炎，促使炎症分泌物的排出，消退炎症。諸藥互相配合，恰中病機而趨於痊癒。若在治療的同時配合坐浴與按摩，加強局部治療，可增加療效。

(三)腎陰虧虛

1.前列腺炎湯 ❷⑨

　　【藥物組成】黃柏、熟地、合歡皮、土茯苓、白花蛇舌草、地龍、蜈蚣、鱉甲、穿山甲、黃芪、王不留行、菟絲子、女貞子、萹蓄、甘草。

　　【加減變化】合併遺精、失眠多夢者可加五味子、龍骨、牡蠣、鎖陽等潛鎮澀精之品。前列腺局部有結節者加莪朮、雷丸，或加倍白花蛇舌草量，以滋陰補腎，軟堅散結。陰損及陽，寒凝肝脈，或清利攻伐太過形成肝氣虧損，應以滋補肝腎，稍佐清熱，選用生地、黃精、山藥、土茯苓、合歡皮、萆薢、地龍、腥草、虎杖、菟絲子、王不留行、鱉甲、甘草。

　　【功效】滋陰補腎，利水通淋。

---

❷⑨　王少金，〈慢性前列腺炎的中醫治療〉，《吉林中醫藥》，1990，(1)：3。

【適應病症】慢性前列腺炎腎陰虛型。

【用藥方法】水煎服，日1劑。

【經驗體會】慢性前列腺炎中腎陰虛並不少見，故設本方滋補腎陰，利水通淋。選用熟地黃、菟絲子、女貞子、黃芪滋補腎之陰氣；黃柏、鱉甲以降相火；地龍、蜈蚣以其通透之性穿通精道，軟堅散結；土茯苓、白花蛇舌草、萹蓄、甘草清熱利水。當全身症狀有所改善時，再適當加入助陽之品，但不可用峻補壯陽之劑。臨床上，當出現陰虛虛火上炎症狀時，常被醫者誤認為是濕熱下注所致，而應用清熱解毒，或滲利之品，使攻伐太過，陰液虧耗太甚，非但不能治其病，反而加重病情，應慎用。

2. 玄地阿膠湯 ❸

【藥物組成】玄參、生地各15克，阿膠、黃柏、車前子、乳香、沒藥各10克，蒲公英、紫草各20克。

【加減變化】氣虛乏力者，加黨參、黃芪；陽虛肢冷者，加附子、肉桂；大便燥結者，加大黃、元明粉；下腹脹明顯者，加烏藥、川楝子。

【功效】滋腎益陽，清熱利濕，活血化瘀。

【適應病症】慢性前列腺炎腎陰虧虛為本，濕熱下注，瘀血蓄結為標者。

【用藥方法】水煎服，日1劑。

【臨床療效】治療86例，其中顯效46例，好轉28例，無效12例，總有效率86%。

【經驗體會】慢性前列腺炎腎陰虛是其本，濕熱下注，瘀血內結是其標。臨床治療針對腎虛、濕熱、瘀阻等三個環節而設。以滋補腎陰治其本，使水壯陰復；清利濕熱、活血化瘀治其標，使瘀血散，濕熱除，水道通。方中玄參、生地、阿膠滋養腎陰；蒲公英、黃柏、紫草清熱解

---

❸ 周端求，〈玄地阿膠湯治療慢性前列腺炎86例報告〉，《山西中醫》，1990，(2)：20。

毒；車前子利尿滲濕；乳香、沒藥祛瘀活血。諸藥合用，共奏養陰清熱，利濕祛瘀之功效。苦寒之劑，中病即止，不可過劑。忌食辛辣、酒酪，節制房事。

(四)統治驗方

1.貼臍散 ③

【藥物組成】麝香0.15克，白胡椒7粒（研細粉）。

【功效】活血化瘀，清熱通淋。

【適應病症】慢性前列腺炎。

【用藥方法】患者仰臥位，臍部溫水洗淨，先將麝香粉倒入肚臍內，再把胡椒粉蓋於上面，後蓋一張圓白紙（以蓋住肚臍為度），外用膠布固定，周圍必需緊貼以防藥粉漏出。每隔7～10天換藥1次，10次為1療程，每療程間休息5～7天。

【臨床療效】11例中治癒6例，好轉3例，另2例初治未見效，因故中斷治療。

【經驗體會】貼臍散是一民間驗方，對腹腔的急慢性炎症都有較好的臨床療效。方中麝香芳香走竄，開關利節，活血化瘀，通經絡而消腫止痛；椒辛熱，散寒止痛，通利小便。二藥貼臍後，通過經絡作用，藥物緩緩被吸收，從而獲得療效。

2.固精導濁湯 ③

【藥物組成】粉萆薢、菟絲子、牛膝、雲茯苓、澤瀉、車前子、烏藥、石菖蒲、馬鞭草、甘草、沙苑子、益智仁、淮山藥。

【加減變化】尿黃、尿道灼熱疼痛加碧玉散或合導赤散；小腹、會

---

③ 汪由潔，〈貼臍散治療慢性前列腺炎〉，《江西中醫藥》，1984，(2)：26。
③ 朱永康，〈固精導濁法治療慢性前列腺炎133例〉，《北京中醫雜誌》，1988，(2)：31。

陰、睪丸脹痛明顯加川楝子、延胡索、荔枝核；腰骶痠痛加杜仲、續斷；遺精不止加龍骨、牡蠣；性機能減退加五味子、仙靈脾、黃精；口渴、便秘加天花粉、生山梔；口渴、小便不利加滋腎丸；會陰、睪丸墜脹明顯加補中益氣丸；前列腺液中膿細胞多者加蒲公英、白花蛇舌草；前列腺液或精液中有紅血球者加女貞子、旱蓮草；前列腺質地偏硬、高低不平或有結節者加三棱、莪朮、鱉甲。

【功效】固精導濁。

【適應病症】慢性前列腺炎腎精不固者。

【用藥方法】水煎服，日1劑。

【臨床療效】治療133例，其中痊癒50例，占37.6%；臨床治癒42例，占31.6%；好轉36例，占27%；無效5例，占3.8%。治癒率為69%，總有效率為96.2%。療程最短者10天，最長者1年半，平均療程95天。

【經驗體會】本方可治前列腺炎腎精不固者。方中益智仁溫腎固精為君藥。菟絲子、沙苑子、山藥可益腎填精為臣，助君藥固腎澀精。腎氣虧虛，不能主水，水停為濁，故以萆薢、茯苓、澤瀉、車前子利濕導濁。烏藥行氣，牛膝活血，石菖蒲開竅化痰，馬鞭草清熱利濕共為佐藥，甘草調和諸藥。方中固腎與利濕併用，攻補兼施，寓攻於補中。藥理研究表明：本法對慢性前列腺炎患者的免疫功能（主要指體液免疫）具有雙向調節作用。可能有改善病人全身及局部免疫功能的作用，通過提高機體非特異性防禦機能，改善應激狀態，促進各病理變化向著有利於機體的方向發展，使臟腑機能和內環境恢復生理平衡。可能起著抑制細菌粘附到上皮細胞表面及減少有害菌株感染的作用；其次能活化補體系統，並促進吞噬細胞殺滅細菌；另外，還有抗病毒，防止異種蛋白入侵等多種功能。解除前列腺管的梗阻，排除分泌物的瘀積，通暢引流，促進血運，旺盛局部代謝，恢復局部功能。

3.清化益腎湯 ㉝

【藥物組成】黃柏、知母、赤芍、益母草各10克，敗醬草、萆薢各15克，瞿麥、土茯苓、牛膝、黃精、肉蓯蓉各12克，通草6克。

【加減變化】尿黃、陰莖中刺癢灼熱作痛者加生地、萹蓄；睾丸腫痛或精索引少腹疼痛者加橘核、荔枝核、川楝子；遺精、早泄、陽痿者加仙靈脾、金櫻子、芡實、蛇床子。

【功效】清熱泌濁，活血化瘀，益腎填精。

【適應病症】慢性前列腺炎。

【用藥方法】水煎服，日1劑。

【臨床療效】38例中治癒19例，顯效12例，好轉5例，無效2例。總有效率94.74%。

【經驗體會】慢性前列腺炎臨床症狀複雜，病程遷延難癒，且併發症多，容易復發。濕熱、腎虛、瘀血是本病的主要病理因素。方中黃柏清下焦濕熱，瀉火解毒；知母滋陰瀉火，敗醬草清熱利水；萆薢去濁分清，為治濁之要藥，得瞿麥、土茯苓、通草之助其效更宏。牛膝引藥下行，通膀胱澀秘，且能益肝腎強腰膝。黃精、肉蓯蓉能補腎填精，有增強或調整病人的免疫力的作用。赤芍、益母草、牛膝均為活血化瘀之品，能增加局部血流量，改善微循環，促進前列腺炎症消散。本方對患者的性機能低下、不育症等也有良好的作用。治療期間忌煙酒及辛辣刺激食物。已婚者節制房事，未婚者忌手淫。

4.固本分清飲 ㉞

【藥物組成】黨參、黃芪、山藥、生地、蓮子心、菟絲子、蛇床子、桑螵蛸、龍骨、苦參、土茯苓、虎杖、甘草。

【加減變化】中氣虛型酌加白朮、白扁豆、當歸、升麻、砂仁；腎

㉝ 王丙周，〈利化瘀益腎法治療慢性前列腺炎〉，《雲南中醫雜誌》，1990，(5)：13。

㉞ 李永清等，〈辨證治療前列腺炎125例〉，《吉林中醫藥》，1991，(2)：13。

陽虛酌加沙苑子、仙茅、仙靈脾；腎陰虛酌加桑椹子、枸杞子、龜板；滑精尿頻酌加海螵蛸、芡實、牡蠣。

【功效】補益中氣。

【適應病症】前列腺炎中氣虛型。

【用藥方法】水煎服，日1劑。

【經驗體會】本方主治中氣不足的前列腺炎。方中黨參、黃芪健脾益氣為君藥。先天可助後天，故生地、菟絲子、蛇床子益腎填精為臣。山藥健脾，蓮子養陰血安神，桑螵蛸、龍骨固攝腎精。苦參、土茯苓、虎杖清熱利濕故為佐藥。甘草調和諸藥。全方可補中益氣，而固後天之本。

5.益精降濁湯 ❸⑤

【藥物組成】萆薢、菟絲子、淮山藥各15克，益智仁、澤瀉、山茱萸各12克，敗醬草20克，車前子、丹參各10克，生甘草3克。

【加減變化】濕熱偏重者加馬齒莧、丹皮；血瘀偏重者加桃仁、紅花；陰虛加生地、知母、黃柏、女貞子；陽虛加巴戟天、杜仲、鎖陽。

【功效】補腎固精，清熱利濕。

【適應病症】慢性前列腺炎。

【用藥方法】水煎服，日1劑。

【臨床療效】53例中治癒32例，好轉16例，無效5例，總有效率90.6%。

【經驗體會】慢性前列腺炎的病因在於下焦虛弱，但其基本病機為濕熱瘀阻。但本病病程遷延，常幾種證候夾雜，相互影響，每隨疾病的發展階段不同，而偏重於某一症候為主，多出現虛實夾雜，而以腎虛精關不固為主，下焦濕熱瘀阻為標。治療當補腎固精，祛瘀，利濕熱。方中山茱萸、菟絲子、淮山藥、益智仁補腎固精，其藥性溫而不燥，補而

---

❸⑤ 周聰和，〈益精降濁湯治療慢性前列腺炎53例〉，《遼寧中醫雜誌》，1992，(3)：27～28。

不膩，補腎精以充其源；澤瀉、車前子、敗醬草清利濕熱以導其濁；草薢為去濁分清要藥，上藥合用，其降濁作用益宏；丹參活血以祛瘀；甘草和中解毒，且能改善性功能，改善精液質量。

6. 前列寧湯 ㊱

【藥物組成】鱉甲20克（先煎），黃柏10克，炮穿山甲15克，莪朮10克，九香蟲9克，粉萆薢12克，苦參10克，生甘草6克。

【功效】清熱利濕，活血通絡。

【適應病症】慢性前列腺炎。

【用藥方法】每日1劑，水煎分2次服。20日為1療程。治療期間節制飲酒、吸煙及情志刺激。

【臨床療效】治療156例，其中近期治癒（症狀全部消失，前列腺觸診壓痛消失，EPS檢查連續2次（間隔1週）以上正常，細菌培養陽性者轉陰2次以上）89例（59.05%）；顯效（症狀大部分消失（療後與療前的分數比值為1／5），前列腺壓痛消失，EPS檢查白血球計數減少50%以上或接近正常）35例（22.44%）；有效（症狀部分消失或減輕（療後與療前的分數比值為2／3），EPS檢查白血球計數下降，但未達到顯效標準）21例（13.46%）；無效（症狀計分療後、療前比值>2／3，前列腺指診、EPS檢查或細菌培養無變化）11例（7.05%）。總有效率92.95%。

【經驗體會】中醫雖無前列腺炎病名，但古人許多相關論述都與本病十分相似。如《景岳全書‧淋濁》指出：「有濁在精者，必由相火妄動，淫慾逆精，以致精離其位，不能閉藏，則源流相繼流溢而下，移熱膀胱，則溺孔澀痛，精濁並至，此皆白濁之因熱也……」；《醫學衷中參西錄》則曰：「血淋，大抵出之精道也……血室中血熱妄動，與敗精涸合，化為腐濁之物，或紅、或白、成絲、成塊，溺時杜塞牽引作疼。」由此可見，

㊱ 江海身等，〈前列寧湯治療慢性前列腺炎156例〉，《中國民間療法》，1996，(1)：34。

本病之熱，乃相火引起，擾動精室，可移於膀胱，此乃精道為病，兼及水道，而非泌尿系感染，純係水道為病。

病涉奇經，是本病治療的難點。誠如葉天士《臨證指南醫案·淋濁》指出：「敗精宿於精關，宿腐因溺強出，新者又瘀在裏……經年累月，精與血並皆枯槁……醫藥當以任督衝帶調理，亦如女人之崩漏帶下。醫者但知八正分清，以濕熱治，亦有地黃湯益陰瀉陽，總不能走入奇經。」此一論述，對指導慢性前列腺炎的中醫治療極為重要。說明單純從濕熱入手，或從一般的腎陰腎陽論治，都難以取效。而必需調理婦人崩漏帶下那樣，著眼於奇經，才能獲效。據此所創立的前列寧湯，其中鱉甲為衝任要藥，不僅能引相火靜而守位，且能散結消瘀，並可引導諸藥直達精室；黃柏清相瀉火，且利下焦濕熱，共為主藥。炮穿山甲、莪朮散精絡之瘀，苦參、萆薢利下焦之濕，四藥為輔，標本同治；九香蟲溫陽理氣，散下焦之結，並監制諸藥之苦寒，是為佐藥。甘草為使。諸藥相合，切合本病病機，故能取得良好療效。

7.回春湯 ❸

【藥物組成】天花粉、紅藤各60克，大黃、夏枯草各20克，野菊花、玄參、雙花、蒲公英、敗醬草各30克，柴胡、川芎、龍膽草各12克。

【加減變化】尿頻、急、痛明顯者加萹蓄、通草；肝腎陰虛者加服六味地黃丸6克，日2次；脾虛者加服補中益氣丸6克，日2次；血精者加赤芍、生地、丹皮；尿道口滴白者加萆薢、菖蒲；舌暗或瘀斑者加桃仁、紅花、丹參；陽痿者加蜈蚣；早泄者加水陸二仙丹。15天為1療程。

【功效】清熱解毒利濕，活血理氣，軟堅散結，養陰生津。

【適應病症】慢性前列腺炎。

【用藥方法】日1劑，分2次。

---

❸ 高自洲，〈回春湯治療慢性前列腺炎160例臨床觀察〉，《四川中醫》，1996, (3)：25。

【臨床療效】治療160例，其中痊癒（症狀消失，連續3次前列腺液化驗正常）63例；顯效（症狀消失，前列腺液化驗白血球減少，卵磷脂小體++～+++）73例；有效（症狀改善，前列腺液化驗白血球減少，卵磷脂小體有增）24例，總有效率100%。

【經驗體會】本病由濕熱毒邪留滯下焦，病久入絡，氣血運行不暢，陰液耗傷，腺體機化變硬，病變遷延不癒而致，方中花粉、菊花、雙花、蒲公英、敗醬草、龍膽草清熱解毒利濕，夏枯草、玄參軟堅散結；大黃、川芎、柴胡活血理氣又有引經之用，其中花粉、玄參滋生津液又防苦寒之品傷陰，故合方有清熱解毒利濕，活血理氣，軟堅散結，養陰生津之功，服藥期間宜忌飲酒、辛辣之品，鍛鍊身體，放鬆精神。

8. 石葦敗醬湯 ❸

【藥物組成】石葦30克，敗醬草15克，土茯苓30克，薏苡仁30克，王不留行9克，白茅根30克，萹蓄12克，川牛膝18克，穿山甲9克。

【加減變化】濕熱下注型加車前子15克（包煎）、竹葉9克、梔子9克、馬齒莧15克、蒲公英15克；瘀血內阻型加桃仁9克、水蛭9克、益母草15克、大黃6克（後入）；腎虛不固型加熟地黃15克、山藥15克、杜仲9克、枸杞子15克、菟絲子15克。

【功效】清熱解毒、袪瘀排濁、活血通經。

【適應病症】慢性前列腺炎。

【用藥方法】水煎服，每日1劑。

【臨床療效】治療80例，其中治癒（臨床症狀消失，前列腺液檢查正常）42例，占52.5%；有效（臨床症狀改善或基本消失，前列腺液檢查好轉）30例，占37.5%；無效（臨床症狀及前列腺液檢查均無變化）8例，總有效率90%。

---

❸ 董錫斌，〈石葦敗醬湯治療前列腺炎80例〉，《山東中醫藥大學學報》，1997, (6)：441。

【經驗體會】本病屬中醫「尿濁」、「精濁」之範疇。筆者認為，前列腺炎屬中醫「白淫」範疇。清‧葉天士《臨證指南醫案‧卷九‧淋帶》指出「白濁者，濁隨小便而來，渾濁如泔，此胃中濁氣，滲入膀胱中。白淫者，常在小便之後而來，亦不多，此男精不攝，滑而自出也」。本病病機為濕熱下注。濕熱下注，經氣鬱滯，瘀濁阻滯，脈絡不通，不通則痛。故治宜清熱解毒、袪瘀排濁、活血通經。方中石葦利水通淋，清熱止血；敗醬草解毒消癰，行瘀止痛；據現代醫學藥理研究，石葦、敗醬草有抑菌和殺菌作用。土茯苓、薏苡仁、萹蓄清熱解毒、健脾利濕；牛膝、王不留行、白茅根活血通經、利尿通絡；穿山甲活血消腫、軟堅通絡，性善走竄，可透達經絡，引導諸藥，直達病所。

9.四黃紅藤煎 ㊴

【藥物組成】黃連、黃芩、黃柏、大黃各10克，紅藤、敗醬草各20克，三棱、莪朮各15克，穿山甲、乳沒藥、細辛各6克，小茴香15克，五倍子12克。

【功效】清熱解毒，活血化瘀，固濁止痛。

【適應病症】急性或慢性前列腺炎。

【用藥方法】將上藥共煎取汁，3次混和濃縮為200ml。每晚1次，每次100ml，用時微加溫，於臨睡前將藥液導入肛內，10天為1療程，連續治療3個療程。

【臨床療效】治療128例，其中治癒（症狀消失，前列腺液檢查正常）56例，占43.8%；好轉（症狀體徵改善，前列腺液檢查好轉）62例，占48.4%；無效（症狀及前列腺液檢查無改善）10例，占7.8%。總有效率92.2%。

【經驗體會】慢性前列腺炎，屬中醫「精濁」疾病的範疇，極易併發不育、遺精、早泄、性慾減退、陽痿等病症。此病以濕熱下注，氣血

㊴ 蔡懷明，〈四黃紅藤煎灌腸治療慢性前列腺炎128例〉，《實用中西醫結合雜誌》，1998，(1)：74。

瘀滯為多見。故方用「四黃」清熱解毒，瀉火燥濕，以治濕熱之邪毒。三棱、莪朮、穿山甲、乳沒藥、小茴香活血化瘀，行氣止痛。五倍子收斂固澀止濁，又具有消腫解毒作用。紅藤、敗醬草，既助「四黃」清熱解毒，又助三棱、莪朮、穿山甲等活血化瘀，細辛取水煎液具有鎮痛作用。諸藥相互配合，清熱解毒，活血化瘀，固濁止痛。保留灌腸，增強藥液局部滲透之力，直達病所。本方對有菌與無菌、急性與慢性前列腺炎均有治療作用。灌腸前應排空大便，灌腸後臥床休息不少於6小時，保證藥液充分吸收。本法臨床應用，未發現任何毒、副作用和局部不良反應，簡便易行，無長期口服之苦。

10.二子鴛鴦湯 ❹

【藥物組成】菟絲子20克，車前子10克，益智仁10克，烏藥6克，石菖蒲12克，萆薢20克，黃柏10克，知母10克，白花蛇舌草30克，丹參10克，王不留行10克，虎杖16克，水蛭6克。

【功效】補肝益精，清熱解毒利濕，活血化瘀。

【適應病症】慢性前列腺炎。

【用藥方法】每日1劑，水煎早晚各服1次，20天為1療程。同時配合微波治療，操作方法：先用微波儀接通電源，病人取側臥位，髖、膝關節屈曲，將微波探頭套上避孕套，塗上液體石蠟，輕輕插入肛門7.5cm，將溫度調至42℃，每次30分鐘，每日1次，10次為1個療程，休息2天後再進行下1療程治療。

【臨床療效】治療88例，其中治癒（前列腺液檢查正常，白血球數<5個／HP，肛檢前列腺體縮小、無壓痛，全身症狀消失）57例；有效（前列腺液檢查示卵磷脂(++)，白血球數5～10個／HP，全身症狀基本消失）19例；無效（前列腺液檢查治療前後無明顯變化，症狀體徵無改善）12

❹ 鄒漢茂，〈二子鴛鴦湯配合微波治療慢性前列腺炎88例〉，《江蘇中醫》，1998，(3)：29。

例。總有效率86.36%。

【經驗體會】本病屬於中醫所稱的「精濁」證範疇。其病因病機甚為複雜，總的來說以腎虛為本，濕熱為標。正如清・林羣琴《類證治裁》所曰：「腎有二竅，一溺竅，一精竅。淋出溺竅，病在肝脾；濁出精竅，病在心腎；同戶異路。」溺竅屬泌尿系統，精竅屬生殖系統。中醫認為，此二系統統歸於腎所司，故腎氣的盛衰與本病的能否發生密切相關。二子鴛鴦湯中的菟絲子補肝腎，益精髓，鼓舞腎氣，善治真陽不固，溺有餘瀝，小便白濁；車前子甘寒，入腎與膀胱經，利水清熱，治淋濁，尿血；萆薢苦平，入肺、腎、膀胱經，專治小便不利，淋濁，清濕熱；配烏藥、石菖蒲、益智仁，治真元不足，下焦虛寒，小便白濁，頻數無度；黃柏、知母清熱燥濕，瀉火解毒；白花蛇舌草利濕解毒；王不留行苦平，走而不守，更司腎水，治淋不可少；虎杖為清熱利濕之要藥；丹參活血祛瘀，配水蛭蕩瘀去濁，功在化瘀，去惡血而不傷新血，並可助藥力滲透前列腺體內。諸藥合用，標本兼治，收效較好。

現代微波儀治療前列腺炎效果較為滿意。動物實驗表明，微波穿透組織為2～3cm，可以穿透直腸壁進入前列腺體內。由於微波熱效應，腺體內溫度均勻上升，組織血管擴張，血流加速，從而改善前列腺血液循環。配以中藥，可使藥力更快進入腺體內發揮效力，加快新陳代謝產物及毒素排出，促進炎症吸收，並使膿栓液化，膿腫消退，促進病變組織康復。

11.清前湯 ❹

【藥物組成】紅藤30～60克，虎杖、敗醬草、生黃芪各20克，車前子、延胡索、王不留行各15克，生大黃6～12克，生甘草梢6克。

【加減變化】會陰等處疼痛明顯加乳香、沒藥各6克；小便澀痛頻急明顯加萹蓄、瞿麥各15克；前列腺質地偏硬或有硬結加三棱、莪朮各10

❹ 徐丹，〈清前湯治療慢性前列腺炎60例〉，《廣西中醫藥》，1998，(6)：32。

克；前列腺液白血球較多加蒲公英20克，連翹15克；大便溏爛者將生大黃改為製大黃10克，加薏苡仁30克。

【功效】清熱瀉濁解毒，活血化瘀。

【適應病症】慢性前列腺炎。

【用藥方法】每日1劑，水煎2次溫服。第3煎加水，煎後熏洗陰部，稍涼後坐浴。

【臨床療效】治療60例，其中治癒（症狀消失，前列腺液檢查正常）34例；好轉（症狀體徵改善，前列腺液檢查好轉）22例；未癒（症狀及前列腺液檢查無改善）4例。治癒率為56.67%，總有效率93.33%。

【經驗體會】慢性前列腺炎病因，多為外陰汙穢或不潔性交，濕熱邪毒循經上犯精室；或平素嗜酒喜辣，釀濕生熱，濕熱下注精室；或相火妄動，頻繁手淫或交合，忍精不泄，敗精瘀滯，又感邪毒而成。始成之際，常因無症狀或症狀輕微而忽視之，待其症狀明顯，則病已入絡，敗精瘀濁與濕熱邪毒互相膠結不散，使病勢纏綿難癒。治宜清熱瀉濁解毒與活血化瘀並重。清前湯中紅藤苦平，有較強的清熱解毒和活血祛瘀之功效，為治療前列腺炎之妙品。大黃乃治「濕熱膠痰滯於下焦之要藥」（《本草經疏》），通過其瀉利二便的作用，蕩滌敗精濕濁邪毒，上二味均用為主藥。輔之以虎杖、敗醬草、王不留行清熱解毒，祛瘀通絡。車前子利水通淋。延胡索行氣止痛，「氣行則血行」。用黃芪顧護正氣，以免大隊攻伐之品戕傷脾胃，並通過其益氣和營作用托毒外出。生甘草梢既能清熱解毒以除莖痛，又能引諸藥入於精室。現代藥理研究證明，紅藤對多種細菌，特別是對引起細菌性前列腺炎的金黃色葡萄球菌及大腸桿菌有高敏抑菌作用，並能提高組織的抗缺氧能力和抗損傷粘連能力，提高血漿cAMP水平，增強機體的免疫功能。大黃、虎杖、敗醬草不僅有廣譜抗菌作用，其活血祛瘀作用還可改善前列腺局部血液循環，疏通狹窄阻塞的腺小管，促進炎性病灶的消退、增生性病變的軟化吸收，並能促

使藥物有效成份透入局部病灶，提高治療效果。清前湯治療慢性前列腺炎治癒率高，療效較好，通常服藥2週左右症狀可明顯減輕或消失，體格壯實者收效尤捷。然大黃之劑量應從輕到重，因人而異，以服藥後大便轉軟為度，勿致瀉利過度耗損元氣。

12. 五草六味湯 ❷

【藥物組成】白花蛇舌草、敗醬草、旱蓮草、龍膽草、魚腥草各20克，生地黃、澤瀉、丹皮、茯苓、山萸肉各15克，川牛膝、川楝子各12克。

【加減變化】濕甚者加車前子、滑石；疼痛甚者加乳香、沒藥；瘀血甚者加桃仁、三棱、莪朮；前列腺結節、質硬者加穿山甲、皂刺；腰骶及會陰部疼痛者加仲筋草、續斷、杜仲；會陰部墜脹者加烏藥、小茴香；遺精早泄者加芡實、金櫻子；陽痿者加肉蓯蓉、淫羊藿；腺體飽滿，有觸痛者加川芎、延胡索。

【功效】清熱通淋，滲濕活血，解鬱止痛。

【適應病症】慢性前列腺炎。

【用藥方法】每日1劑，水煎分3次服，第4煎每晚坐浴1次，30天為1個療程。治療期間忌辛辣刺激之品。

【臨床療效】治療158例，其中臨床治癒（臨床症狀消失，肛門指檢正常，前列腺液常規檢查白血球<10個／HP，卵磷脂小體增多）88例，占55.6%；好轉（臨床症狀改善，肛門指檢前列腺變化不大，前列腺液有改善，但白血球未恢復至10個／HP以下）61例，占38.7%；無效（臨床症狀無明顯改善，肛門指檢前列腺體及前列腺液檢查均無改善）9例，占5.7%。總有效率為94.3%。療程最長者120天，最短者15天，平均53天。

【經驗體會】慢性前列腺炎多因熱毒蘊結，濕熱下注，氣滯血瘀所致。病久及腎，導致腎之陰陽虧損。故五草六味湯方中用白花蛇舌草清熱除濕，利尿通淋；敗醬草清熱排膿，化瘀止痛；魚腥草清降肺經熱毒，

又能消腫排癰膿，且可下輸膀胱以清源潔流；旱蓮草既能補養肝腎之陰，又可清解血分之熱；龍膽草既長於瀉肝膽實火，又善清瀉肝膽及下焦濕熱；六味地黃湯，主治腎水不足、虛火上炎之症，有扶正祛邪之意；川牛膝活血散瘀，滲濕利尿，清熱解毒，引藥下行直達病所；川楝子條達肝經氣血，解鬱止痛，為治陰部病症之要藥。諸藥相伍，具有清熱通淋、滲濕活血、解鬱止痛、扶正祛邪之功效，加上坐浴療法内外兼治，故可獲得滿意療效。

二、前列腺增生

前列腺增生症，又稱良性前列腺肥大症，是一種因前列腺明顯增大而影響老年男性健康的常見病。臨床以進行性尿頻、排尿困難為特點。病勢緩者，小便不利，夜尿增多，尿流無力；病勢急者，小便閉塞，點滴不通。屬於中醫之「癃閉」、「精癃」範疇，中醫認為本病病位在膀胱，而根本在腎，與肺、脾、肝諸臟密切相關。臨床常見的證型主要有濕熱下注、中氣不足、腎陽虛衰、尿路瘀阻等，其治療根據「腑以通為用」的原則，著眼於通，實證以攻邪為主，如清熱利濕，活血祛瘀，化痰利水，疏肝理氣等，虛證以補虛為通，益氣健脾，溫補腎陽等。

(一)濕熱下注

1.三子二殼通關湯 ❹

【藥物組成】冬葵子、地膚子、王不留行子、海蛤殼、枳殼、官桂。

【加減變化】腎陽虛者加仙茅、仙靈脾、巴戟天；腎陰虛者加生地、熟地、枸杞子、桑寄生，脾氣虛者加黨參、黃芪、白朮；濕重者加茯苓、澤瀉、苡仁；熱明顯者加黃柏、山梔、車前草；瘀血明顯者加丹參、當歸、桃仁。

---

❹ 馬江美，〈43例前列腺肥大的臨床觀察〉，《上海中醫藥雜誌》，1991，(4)：18。

【功效】清利濕熱，祛瘀消積。

【適應病症】前列腺增生症。

【用藥方法】水煎服，日1劑，4週為1療程。

【臨床療效】治療43例，其中臨床控制22例，症狀減輕16例，無效5例，總有效率88.4%。

【經驗體會】本方治證為濕熱兼有瘀血之前列腺增生症。方中冬葵子甘寒，入小腸、大腸經，性寒質滑，為滑利下焦之品，利尿通利之要藥；地膚子辛苦寒，入腎、膀胱經，其性清利而疏散，能清膀胱濕熱，對濕熱瘀積膀胱而致的小便不利，為常用之品。二藥合用，可清利濕熱，為君。王不留行活血化瘀，通經利尿；海蛤殼化痰軟堅，共用為臣，可使痰瘀去，濕濁除。枳殼行氣導滯，肉桂溫陽化氣，制約君藥過於寒涼，共為佐使藥。方中寒溫併用，以清利為主。利中有通，通中有溫，故可使水道得通。

2. 加味四妙勇安湯 ❹❹

【藥物組成】銀花、當歸、牛膝、澤瀉各30克，玄參60克，桃仁、橘核、甘草各10克，肉桂、穿山甲各6克。

【加減變化】睪丸、精索脹痛明顯加延胡索、木香；大便秘結加芒硝；性功能衰退、腰膝痠軟加仙靈脾、杜仲；血尿加旱蓮草、白茅根；前列腺質硬、有結節加鱉甲、紅花；治療期間用熟附子貼敷湧泉穴。

【功效】清熱利水，解毒破瘀。

【適應病症】前列腺增生症濕熱型。

【用藥方法】水煎服，日1劑。7天為1療程。

【臨床療效】28例中顯效13例，好轉12例，無效3例。

【經驗體會】濕熱鬱久，結於下焦，氣化不利，則排尿不暢，故治

---

❹❹ 趙良辰等，〈重用四妙勇安湯加味治療前列腺肥大28例〉，《山西中醫》，1991，(5)：15。

療重在清熱利濕，兼有瘀血內停，故當活血化瘀。四妙勇安湯為治療熱毒型脫疽的良方，用以清熱解毒，活血止痛。如濕熱結於下焦，又當利濕，故原方加澤瀉、牛膝利濕濁，使其從小便而去。瘀血內停，應活血通經，故方加桃仁、穿山甲破血以祛瘀；橘核化痰以散結；肉桂溫經以助血行，並防止金銀花過度寒涼，以致冰伏寒邪。諸藥合用，可使熱毒解，濕熱去，瘀血散，排尿暢。

3. 清利通淋湯 ㊺

【藥物組成】銀花30克，黃柏、栀子各15克，瞿麥、萹蓄、牛膝各10克，大黃5克，甘草梢10克。

【功效】清熱利濕通淋。

【適應病症】前列腺增生屬濕熱蘊結者。

【用藥方法】水煎服，日1劑。

【臨床療效】38例中顯效18例，有效16例，無效4例，總有效率89%。

【經驗體會】熱毒熾盛，與濕邪相搏，互結於膀胱而導致本病。方中銀花甘寒清香，甘寒清熱而不傷胃，芳香透達而不遏邪，既能宣散風熱，又善清解血毒，故為君藥。黃柏、栀子清熱燥濕，瀉火解毒，為臣。助君藥清熱解毒，又可利濕。木通導熱下行，利尿通淋；萹蓄、瞿麥清利下焦濕熱共為佐藥；牛膝性善下行，引諸藥直達病所，又可利濕通淋；大黃苦寒沈降，蕩滌下焦濕熱，使濕熱從大便而去，共為佐藥。甘草梢利尿止痛為使藥。方中清熱勿忘利濕，既利小便，又通大便，諸藥合用共奏清熱利濕通淋之功，可使濕熱去，熱毒清。

4. 前列平 ㊻

【藥物組成】薏苡仁、木通、大黃、黃芪、栀子、夏枯草、全瓜蔞、

㊺ 張振東等，〈辨證治療前列腺增生82例療效觀察〉，《河北中醫》，1992, (5): 31。

㊻ 賈玉森等，〈前列平治療前列腺增生的臨床觀察〉，《中國醫藥學報》，1996, (2): 17。

佩蘭、澤蘭。

【功效】清熱利濕，祛痰化瘀。

【適應病症】濕熱下注型前列腺增生症。

【用藥方法】上藥為末，製成膠囊，每粒0.4克，合生藥量2.2克。每次3粒，每日2次，飯後半小時服用。

【臨床療效】治療35例，其中臨床控制14例（13.3%）；顯效12例（40.0%）；有效9例（30%）；無效5例（16.7%）。

【經驗體會】本方治證為濕熱型前列腺增生症。濕熱蘊結於膀胱，氣化不利而成本病。治療以清熱利濕為主。方中薏苡仁利水滲濕，木通清熱利濕，二藥相須為用，可清利下焦之濕熱，共為君藥。大黃、梔子瀉熱利濕，使濕熱從二便而去，用為臣藥。前列腺增生者多年老體衰，故加黃芪益氣健脾，脾健濕自運；發病日久，痰濁瘀阻，故加夏枯草、全瓜蔞化痰軟堅；佩蘭芳香化濕，醒脾運濕；澤蘭活血利水，共為佐使藥。方中清利中有瀉下，祛邪中有扶正，化痰濁勿忘祛瘀，故配伍精當，以治療增生之濕熱型。

(二)中氣不足

1.扶正化痰湯 ❹

【藥物組成】黨參、黃芪各30克，白朮10克，茯苓、巴戟天、淮山藥、海藻、昆布、橘核各15克。

【加減變化】若腎陽虛偏重且伴性功能障礙者，加仙靈脾、肉蓯蓉、菟絲子；尿痛並有感染者，加黃芩、黃柏、木通；尿血者，加小薊、三七粉；濕重者，加萹蓄、澤瀉。

【功效】扶正化痰。

【適應病症】脾氣虧虛之前列腺增生症。

❹ 周家珩，〈扶正化痰法治療前列腺增生症135例〉，《江蘇中醫》1991，(3)：19。

【用藥方法】水煎服，日1劑。

【臨床療效】135例中，顯效29例，有效87例，無效19例，總有效率85.9%。

【經驗體會】方中黨參、黃芪為健脾要藥，相需為用，可使脾氣得健，中氣得補，後天得固，為君。白朮、山藥、茯苓健脾利濕為臣。巴戟天既溫腎陽又化痰濁，可助後天散瘀積；海藻、昆布、橘核均為軟堅化痰之要藥，可使痰結得散，增生的前列腺得消，共為佐使藥。諸藥合用，可扶正化痰。

2.升補化利湯 ❹

【藥物組成】黨參、黃芪各20克，桃仁、路路通、三棱、昆布、澤蘭、夏枯草、車前子（包）各10克，升麻、炙甘草各5克，肉桂3克。

【加減變化】伴腎陽虛者加腎氣丸或右歸丸10克；伴腎陰虛者加六味地黃丸10克；伴尿血者加小薊、蒲黃炭各10克；伴便秘者加生大黃10克。

【功效】補中益氣，活血通絡，升清降濁。

【適應病症】前列腺增生症。

【用藥方法】水煎服，日1劑。

【臨床療效】32例中治癒18例，好轉12例，無效2例，總有效率93.75%。

【經驗體會】老年人中氣虛弱，氣化不利，一不能升清降濁，二不能運氣行血，久而導致痰濁瘀血結於下焦，阻塞竅道而致癃閉。筆者根據此機理，擬升補化利湯，方中黨參、黃芪、甘草補中益氣；升麻升提；桃仁、路路通、澤蘭、馬鞭草活血化瘀通絡。其中桃仁又善宣肺，提壺揭蓋；澤蘭、馬鞭草亦有利尿之功。三棱、昆布化痰軟堅消癥積；肉桂溫腎化氣；車前子通利小便。諸藥合用，使氣虛得復，清升濁降，痰瘀得化，則竅道通利。

---

❹ 張宏俊，〈升補化利湯治療前列腺肥大32例〉，《江蘇中醫》，1992，(4)：8。

3. 益腎通關湯 ❹

【藥物組成】黃芪、熟地、山藥、劉寄奴各30克，王不留行、荔枝核、海藻、昆布各20克，山茱萸15克，牛膝25克，蜣蟧40克，琥珀45克。

【加減變化】瘀阻甚者加桃仁、丹皮各15克；陽虛者加仙靈脾25克；鹿角霜15克；兼下焦濕熱者加車前子30克，澤瀉15克，敗醬草30克。

【功效】益氣健脾，補腎散結，化瘀通淋。

【適應病症】前列腺增生。

【用藥方法】上藥除後2味外，加水適量，煎3次合勻，再將蜣蟧、琥珀研細末兌入，分3次空腹服，每日1劑，10天為1療程。

【臨床療效】治療老年前列腺肥大76例，其中顯效48例，好轉25例，無效3例。

【經驗體會】老年性前列腺肥大多由脾虛中氣不足，腎虛氣化乏力，肝失疏泄等導致瘀濁、痰濕等，阻滯下焦水道，日久則前列腺肥大，引起排尿困難。本方是針對氣虛、腎虛、瘀阻而設。方中黃芪、山藥益氣健脾；熟地、山茱萸、山藥強腎益精；昆布、海藻軟堅散結；劉寄奴利尿而化瘀；王不留行、荔枝核通經疏理肝氣；琥珀化瘀通淋；蜣蟧攻堅破癥，活血化瘀；牛膝引藥下行而活血化瘀，軟堅散結，以使前列腺縮小，消除下尿路梗阻而達到排尿通暢，故臨床療效顯著。

4. 補斂提湯 ❺

【藥物組成】炙黃芪30克，黨參30克，麥冬10克，五味子10克，烏梅10克，炙升麻10克（嚴重高血壓患者藥量酌減）。

【加減變化】偏於氣虛者，加淮山藥30克，炙甘草6克；偏於腎虛者，加熟附片6克，菟絲子10克，川桂枝6克；偏於瘀阻者，加地鱉蟲10

---

❹ 馮煥章等，〈益腎通關湯治療老年前列腺肥大76例〉，《吉林中醫藥》，1993, (1): 18。

❺ 吳敬農，〈補斂提湯治療老年性前列腺肥大症64例〉，《江蘇中醫》，1996, (1): 17。

克，澤蘭10克。

【功效】益氣健脾養陰。

【適應病症】老年性前列腺肥大症。

【用藥方法】每日1劑，濃煎成500ml，分3次溫服，10日為1療程，每療程之間休息3日。

【臨床療效】治療64例，其中治癒（小便通暢，症狀及體徵消失）39例；好轉（症狀及體徵改善）13例；未癒（症狀無變化）12例。總有效率81.25%。

【經驗體會】本病以60歲以上老年人為多見。年老體虛，機體升降功能失常為其致病之由。治療應以「補」虛為先，同時「斂」陰「提」氣，目的在於恢復老年患者的氣機升降功能，使水道通暢而安。經曰：「中氣不足，小便為之變。」脾胃位於中焦，是氣機升降的樞紐，脾胃健運則可使「清陽出上竅，濁陰出下竅」，溲便正常。補斂提湯方中重用炙黃芪、黨參大補脾胃之氣以健運中樞。老年人陰津易損，乃配伍五味子、烏梅、麥冬酸甘化陰，更用炙升麻升提清氣，猶如提壺揭蓋，小便乃得暢行。

治療本病切不可操之過急，採用利水峻藥，以耗傷津劫液，更損其正。宜重視老年人的體質，抓住扶正通利之本，在治療時隨症加入生地黃、玄參養陰潤燥；澤瀉、豬苓護陰利尿；澤蘭、地鱉蟲活血通塞，標本兼顧而求良效。

據有關研究證實：行氣活血化瘀中藥，可改善前列腺的微循環，促進藥物滲入腺體組織內，使肥大尿道前列腺得以縮小。故亦可用烏藥、香附、當歸尾、桃仁之類的藥物，以解瘀濁阻塞之苦。

5.益氣導水湯 ⑤

【藥物組成】黨參、茯苓、白朮、山藥、黃芪、薏苡仁、砂仁、桔

⑤ 朱曉明等，〈益氣導水湯治療前列腺增生症40例〉，《湖南中醫學院學報》，1996，(2)：29。

梗、澤瀉、王不留行、紅藤、桂枝、甘草。

【加減變化】伴陰虛者，去桂枝，加五味子；陽虛者，加仙茅、仙靈脾；濕熱明顯者，去桂枝加黃柏、蒼朮、牛膝，挾瘀者加莪朮、丹參。

【功效】補中益氣，利水降濁。

【適應病症】脾氣虧虛兼水濕內停之前列腺增生症。

【用藥方法】水煎服，每日1劑，分2次服用，10天為1療程，連服3個療程。

【臨床療效】治療40例，其中臨床控制（主要症狀和體徵消失，排尿時間<40秒。尿流率>15ml／秒，膀胱殘餘尿<10ml）25例；顯效（主要症狀和體徵大部分消失，尿流率15～12ml／秒，排尿時間為40～50秒，殘餘尿10～30ml之間或較前有明顯改善）8例；有效（主要症狀和體徵大部分消失，尿流率、排尿時間、殘餘尿均有改善）5例；無效（主要症狀和體徵無變化，甚至加重）2例，臨床控制率62.5%，總有效率95%。

【經驗體會】前列腺位於膀胱下方，環繞後尿道，是人體較大的外分泌腺，隨著年齡的增大而有增生之勢，其增生壓迫後尿道，而形成尿道梗阻，中醫稱之「癃閉」。其發病主要與水液運行和氣化有關。而上焦肺主治節，為水之上源；中焦脾主運化，運化水濕；下焦腎主水，司膀胱開闔。肺、脾、腎三臟虛弱，三焦宣降失常，膀胱氣化受阻，開闔失司，則水濕停積而形成癃閉。故治療上必需調整肺、脾、腎機能，宣通三焦，促進膀胱氣化。益氣導水湯用四君子湯加黃芪、山藥益氣保元，健脾利濕，使後天有權，元氣自旺；合五苓散用桂枝通陽化氣行水，白朮健脾燥濕，茯苓、澤瀉通利小便，導水下行。而不用豬苓者，蓋茯苓、澤瀉、豬苓為滲淡之品，以豬苓為最，而水為陰邪，過用滲利，傷其陰，而重竭陽氣，反助其邪，故不用之；澤瀉、白朮、王不留行，名「導水散」，為後世專治前列腺增生致小便不暢所設，紅藤、王不留行子活血散瘀，滑利下行，為治泌尿系疾病之要藥。加之本方有桔梗開提肺氣，宣

通上焦，以利水之上源；薏苡仁、茯苓健脾助運，利中焦之濕；澤瀉通
利膀胱，加桂枝助膀胱氣化，利下焦之濕，使氣機舒暢，三焦宣通。本
方雖未補肺而肺金生，培土生金之故；雖未補腎而腎精足，後天養先天
之理，僅運一中州，使肺、脾、腎水濕均得以運行，膀胱氣化得以伸展，
關竅豁然，水濕通利。本方不僅在主觀上緩解患者症狀，且對尿流率、
排尿時間、膀胱殘餘尿有明顯改善，說明本方確為治療前列腺增生症的
有效方劑。

(三)脾腎陽虛

1. 補腎利尿湯 ❷

【藥物組成】黨參、山藥、烏藥、車前子各15克，黃芪20克，茯苓、
澤瀉、丹皮各10克，桂枝5克。

【加減變化】腎陽虛加肉桂3克；血尿莖痛加琥珀或加服知柏地黃
丸，肛檢前列腺增大(++)以上者加服丹參片。

【功效】補脾益腎，利水通淋。

【適應病症】前列腺增生症屬脾腎陽虛型。

【用藥方法】水煎服，日1劑。

【臨床療效】63例中顯效28例，有效21例，無效14例，總有效率77.8%。

【經驗體會】本方主要適用於脾腎兩虧、氣陽俱虛的前列腺肥大
症。治以補益脾腎以利化氣。方中黃芪、黨參補脾益氣；烏藥、淮山溫
腎健脾；茯苓、澤瀉、車前子、丹皮利水、清濕熱；桔梗提壺揭蓋，調
暢脾腎。現代研究表明補腎溫陽利水藥物能加強尿路平滑肌的舒縮功能，
其作用機理可能在於膀胱下尿路功能的改善，除加強逼尿肌肌力外，還
可擴大膀胱容量，協調逼尿肌括約肌功能，從而改善症狀。應當注意的

---

❷ 任朴安等，〈前列腺增生63例的療效分析與機理探討〉，《上海中醫藥雜誌》，
　1987，(12)：8。

是，陰虛火旺，舌質紅苔剝者不宜用本方；濕熱下注或尿路感染者宜先用清利之法，待濕熱清除，感染控制後再服用本方。

2. 溫陽補氣湯 ❺❸

【藥物組成】肉蓯蓉、鎖陽、菟絲子、仙靈脾各15克，黨參、黃芪各20克，枳實10克，益母草30～50克，炮穿山甲10克，浙貝田20克，王不留行15克。

【加減變化】濕熱加黃柏、薏苡仁、川朴、知母；陰虛加生地、天冬、麥冬；腰痠甚加杜仲、川斷、狗脊。

【功效】溫陽補氣，活血化瘀，利水通淋。

【適應病症】前列腺增生症屬脾腎陽虛者。

【用藥方法】水煎服，日1劑。

【臨床療效】34例中顯效13例，有效19例，無效2例，總有效率94.12%。

【經驗體會】根據前列腺肥大的臨床表現，本病多屬虛證。腎主水，尿液排泄與腎氣關係密切，年老腎衰，膀胱氣化不利，當開者不利，當閉者不闔，開闔失司。治療當補腎益氣、溫陽利水。方中重用肉蓯蓉、鎖陽、菟絲子、仙靈脾溫補腎陽；黨參、黃芪健脾；枳實、益母草、炮穿山甲、浙貝母、王不留行等行氣、活血祛瘀、軟堅消積。實驗證明本方對因前列腺肥大引起的膀胱逼尿肌、下尿道壁肌肉功能阻礙有明顯的改善作用，同時可改善組織供血，減輕炎症反應，減少局部炎症滲出，抑制纖維增生，促使腺體軟化或縮小。

3. 加減金匱腎氣丸 ❺❹

【藥物組成】熟附子、肉桂、澤瀉、山藥各10克，丹參、茯苓各30克，熟地、巴戟天、枸杞子、淫羊藿、補骨脂、桑螵蛸、荔枝核各15克，

---

❺❸ 謝嘉文等，〈前列腺肥大症34例臨床療效觀察〉，《上海中醫藥雜誌》，1989, (7): 7。

❺❹ 胡海翔，〈治療老年性前列腺增生28例療效觀察〉，《江西中醫藥》，1990, (2): 15。

生黃芪40克。

【功效】溫陽益氣，利尿通淋。

【適應病症】前列腺增生屬腎陽虛型。

【用藥方法】水煎服，日1劑。

【加減變化】納呆、懶言者加白朮、升麻各10克。

【臨床療效】12例均獲顯效或好轉。

【經驗體會】本方主要針對腎陽虧虛兼瘀阻型前列腺肥大而設，治以溫補腎陽，益氣固攝，佐以利尿通淋。方中選用熟附子、肉桂、熟地、巴戟天、枸杞子、補骨脂、淫羊藿溫補腎陽；山藥、生黃芪、桑螵蛸益氣固攝；澤瀉、茯苓利水通淋；丹參、赤芍藥、荔枝核活血化瘀、軟堅散結。綜合諸藥可改善病灶局部的循環障礙，消除炎症細胞的浸潤，提高機體的免疫功能而起到良好的作用。

4.益陽化水湯 ⓢ

【藥物組成】黨參、黃芪各10克，烏藥、附子、巴戟天、橘核、茯苓、穿山甲、車前子、女貞子各10克。

【加減變化】前列腺質較硬者加三棱、莪朮；血尿重者加三七、白茅根；尿濁甚者加萆薢、芡實；尿閉者酌加䗪蟲、蟋蟀；腰間重者加杜仲、桑寄生；性功能減退酌加淫羊藿、陽起石。

【功效】溫養脾腎，助陽化水。

【適應病症】前列腺肥大證屬脾腎陽虛型。

【用藥方法】水煎服，日1劑。

【臨床療效】44例中顯效15例，有效20例，無效9例，總有效率79.5%。

【經驗體會】中醫學認為前列腺肥大的病機主要與三焦氣化相關。一為中焦濕熱下注膀胱或腎熱之邪移熱膀胱，膀胱濕熱阻滯，氣化不行，導致小便不通。二是老年臟腑俱虛，脾腎虧虛，命門火衰，膀胱氣化無

ⓢ 張振東，〈辨證治療前列腺增生症82例療效觀察〉，《河北中醫》，1992，(5)：31。

權，開闔失司而小便不出。方中茯苓、車前子清熱利濕通淋，具有明顯的消炎作用，既能抑制炎性滲出物之充血水腫，又能抑制炎症性增生。黨參、黃芪、烏藥、附子、巴戟天益脾溫腎，助陽化水，對下丘腦一垂體一腎上腺皮質軸起到興奮和調整作用，可加強逼尿肌肌力，排出尿液而改善症狀。橘核、穿山甲通經活絡、軟堅散結，可使前列腺的體積縮小。應該注意的是，本病急性階段以濕熱蘊結為主，慢性階段以脾腎陽虛為主，兩者常相互影響，當根據具體情況辨證施治。

5.前列回縮湯 ❺❻

【藥物組成】黃芪30～60克，肉桂、木通各10克，肉蓯蓉、川牛膝、王不留行、鹿角片、海藻各15克，地龍、地鱉蟲、炮穿山甲、莪朮各12克，牡蠣、虎杖、紫茉莉根、穿破石、南瓜子各30克。

【加減變化】小便滴瀝失禁加益智仁15克，芡實30克；尿道澀痛加冬葵子15克，滑石30克；伴血尿加蒲黃、琥珀末各10克，藕節30克；便秘加大黃10克，桃仁12克；少腹墜脹加烏藥12克，枳殼15克；合併感染加蒲公英、白花蛇舌草各30克。

【功效】補腎益氣，溫經通絡，活血化瘀。

【適應病症】前列腺增生症。

【用藥方法】水煎服，日1劑。1個月為1療程。

【臨床療效】30例中，近期治癒9例，顯效14例，有效5例，無效2例，總有效率93.3%。

【經驗體會】本方治證為腎陽虧虛兼痰瘀互結之前列腺增生症。方中肉桂辛甘大熱，入肝腎二經，能補火助陽，散寒止痛，兼能溫通經脈，引火歸元，故為君。黃芪健脾升陽，補後天，以滋先天；肉蓯蓉補陽而不燥；鹿角片溫腎助陽，化痰散結，故為臣藥，助君藥以溫腎助陽。陽虛寒凝，痰濁阻滯經絡，以牛膝、王不留行、地龍、莪朮、炮穿山甲共

---

❺❻ 李繼貴，〈前列回縮湯治療前列腺肥大30例〉，《雲南中醫雜誌》，1993, (3): 11。

用化瘀通經；海藻、地鼈蟲、牡蠣、紫茉莉根、穿破石、南瓜子化痰散結；虎杖、木通可利尿滲濕，共為佐使藥。方中攻補兼施，可使前列腺回縮。

6. 溫腎逐瘀湯 ⑤

【藥物組成】製附子、棗皮、牛膝、浙貝、炮穿山甲各10克，熟地20克，肉桂5克（後入），淮山藥、淫羊藿、桃仁各15克，甘草6克，琥珀2克（沖服）。

【加減變化】氣虛甚者，加黃芪；便秘者，加肉蓯蓉、當歸、枳殼；濁尿加韭子、萆薢、薏苡仁；尿路感染去肉桂，熟地改生地，加瞿麥、海金沙、車前子。

【功效】補腎益氣，溫經通絡，活血活瘀。

【適應病症】腎陽虛前列腺增生症。

【用藥方法】水煎服，日1劑。20日為1療程，尿瀦留予導尿，不能插導尿管者行膀胱穿刺。

【臨床療效】治療42例，經1～3個療程治療，臨床治癒13例，其中1個療程治癒者1例，2個療程治癒者4例，平均治療是48天；好轉27例；無效2例，總有效率95%。

【經驗體會】本方治療腎陽虛之前列腺增生症。方中熟地滋腎填精，以陰中求陽，為君。附子、肉桂、淫羊藿可溫腎壯陽，為臣。棗皮、山藥健脾益精，補脾而滋腎；牛膝、桃仁、琥珀化瘀以利尿；浙貝、穿山甲化痰散結，助逐瘀之力，共為佐藥。甘草調和諸藥，為使。方中滋腎陰在於溫腎陽，化痰濁，祛瘀血以通經絡，共達溫腎逐瘀之力。

---

⑤ 楊萬告，〈溫腎逐瘀法治療前列腺肥大42例觀察〉，《實用中醫藥雜誌》，1996，(2)：16。

7.啟癃湯 ⑱

【藥物組成】仙茅、杜仲、益智仁各30克，蛇床子、水蛭、牛膝、澤蘭、黃柏、透骨草各30克。

【功效】補腎益氣，溫經通絡，活血活瘀。

【適應病症】腎陽虛兼血瘀型前列腺增生症。

【用藥方法】日1劑，水煎熏洗會陰部30分鐘，日2次，30日為1療程。

【臨床療效】治療33例，其中治癒（小便通暢，症狀與體徵消失）8例；好轉（症狀與體徵改善）22例；未癒（症狀無變化）3例。總有效率91％。

【經驗體會】本方治證為腎陽虛兼血瘀型前列腺增生。方中仙茅辛熱性猛，能補腎陽，祛寒濕，通經絡，故為君；杜仲、益智仁、蛇床子合用，以溫腎助陽，溫陽化氣，為臣；水蛭、牛膝、澤蘭、透骨草合用以活血化瘀，通經達絡；黃柏清熱除濕，防止君臣過於燥熱，共為佐使藥。外用熏洗可直達病所。諸藥合用，可溫陽化氣，啟膀胱，而癃閉通。

8.利幽煎 ⑲

【藥物組成】吳茱萸20克，熟地、肉蓯蓉、川牛膝、黨參、夏枯草各15克，炙黃芪、車前子各30克，升麻10克，肉桂、桂枝各6克。

【加減變化】併發尿路感染者加銀花、土茯苓各30克；血尿者加地榆炭12克，白茅根15克；小便混濁者加益智仁12克；大便秘結者加生大黃8克，火麻仁15克。

【功效】溫補腎陽，益氣健脾。

【適應病症】前列腺增生。

---

⑱ 張紓難等，〈啟癃湯治療前列腺增生症33例臨床小結〉，《北京中醫藥大學學報》，1996，(4)：57。

⑲ 萬年青，〈利幽煎為主治療前列腺增生72例〉，《浙江中醫雜誌》，1998，(3)：137。

【用藥方法】上方每日1劑，水煎取汁分2次服，15天為1療程。同時可伍用周林頻譜儀局部熱頻治療。

【臨床療效】治療72例，其中，治癒（夜尿正常，排尿通暢成流成線）26例；顯效（夜尿明顯減少，排尿通暢成線，自覺有少許殘尿）31例；有效（夜尿次數減少，排尿不暢成點滴狀，排尿不淨但不需導尿，症狀時輕時重，需服藥維持）12例；無效（症狀改善不明顯，仍需導尿或恥骨上膀胱造瘻，或行手術治療）3例。治療時間最短半月，最長4個月，平均40天。

【經驗體會】前列腺增生症屬中醫「癃閉」範疇，多由於年老體弱，腎陽不足，命門火衰，脾氣下陷所致。腎陽不足無以溫煦三焦，膀胱氣化無權，無以通調佈散津液，加上脾氣下陷，氣機不暢，故見排尿不暢，尿線斷續。治宜溫補腎陽，益氣健脾，本方選用吳茱萸、肉桂、熟地、肉蓯蓉、川牛膝益腎助陽；黃芪、黨參補氣；桂枝、車前子、升麻利水通阻，溫陽化氣以暢三焦；夏枯草有散結之力。諸藥合用，使正氣得復，水道氣機通暢，開闔有度。伍用周林頻譜儀局部熱頻治療亦有助於提高療效。

㈣尿路瘀阻

1.血府逐瘀湯 ❻

【藥物組成】當歸、川芎各12克，赤芍、生地、牛膝各15克，桃仁、紅花、柴胡、枳殼、甘草各10克。

【加減變化】小便點滴不暢加車前子、瞿麥各10克；便秘加生大黃10克，火麻仁15克；氣虛加黃芪30克，黨參12克；陽虛加肉桂、附子各10克；口苦口乾去當歸，加雞血藤15克。

---

❻ 張延書，〈活血化瘀為主治療老年性前列腺肥大症〉，《四川中醫》，1990，(9)：36。

【功效】活血化瘀。

【適應病症】前列腺增生症瘀血內停者。

【用藥方法】水煎服，日1劑。

【臨床療效】32例中治癒28例，好轉1例，無效3例，總有效率90.6%。

【經驗體會】老年性前列腺肥大多由於瘀血停於下焦，阻塞尿道引起小便點滴不下。治療當以活血化瘀、通利小便。血府逐瘀湯原為血瘀胸中的常用方。若血瘀於下焦，氣滯不通，其理亦然。全方以桃紅四物湯（以生地易熟地，赤芍易白芍）加柴胡、桔梗、枳殼、牛膝、甘草而成。桃仁四物湯活血祛瘀，加桔梗開胸膈之氣，與枳殼、柴胡同用，尤善開胸散結，牛膝引瘀血下行，一升一降，促使氣血更易運行，為治一切氣滯血瘀之方。若治療下焦瘀血之前列腺增生症，最好再加以變化。

2.代抵當歸丸 ❺

【藥物組成】大黃、芒硝、炒桃仁、當歸尾、生地、穿山甲、肉桂。

【功效】活血逐瘀，化氣利水。

【適應病症】前列腺肥大症屬氣血瘀阻者。

【用藥方法】水煎服，日1劑。

【臨床療效】20例中16例痊癒，3例顯效，1例因癌變轉手術。

【經驗體會】本方治證為瘀血內停兼便秘之前列腺增生症。本方仿抵當歸湯之意，攻逐下焦瘀血，方中桃仁、穿山甲逐瘀活血，為君。生地、肉桂溫通血脈，取血得溫則行之意，為臣。大黃、芒硝峻下熱結，蕩滌邪熱，共為佐使藥。諸藥合用，共奏活血逐瘀，通利二便之功，使瘀血去，便秘止，小便暢。本方較抵當歸湯祛瘀通經之力更強，加減變化後適應於瘀血兼便秘之前列腺增生症，故稱為代抵當歸丸。

❺ 徐更峰，〈代抵當歸丸治療前列腺肥大癃閉20例〉，《浙江中醫雜誌》，1991, (1): 13。

3.丹參瓦楞子湯 ❷

【藥物組成】丹參、坤草各30克，瓦楞子40克，三七5克，穿山甲10克，王不留行、赤芍、生黃芪、荔枝核各20克，當歸、柴胡、川楝子各10克，甘草10克。

【加減變化】腎陽虛加小茴香、巴戟天、菟絲子；腎陰虛加知母、黃柏、沙苑子；濕熱下注可加魚腥草、敗醬草、石葦、蒲公英。

【功效】活血化瘀，軟堅散結，調暢氣機。

【適應病症】前列腺增生證屬氣血瘀阻型。

【用藥方法】水煎服，日1劑。

【臨床療效】30例中治癒12例，顯效10例，無效2例。

【經驗體會】前列腺肥大主要是因為年老腎精日趨衰弱，從而導致氣化不利，久之氣難以運，血行不暢，結聚於精室。或肝失條達，疏泄失職，氣機不利，血難暢行，瘀至精室，而引起前列腺肥大。故活血化瘀為治療大法。方中丹參、坤草、三七、赤芍、王不留行等通經活血，化瘀散結，且坤草、王不留行又兼利尿通淋；配瓦楞子軟堅散結；配穿山甲穿通經絡以利氣血暢行，結散腫消；根據氣為血帥，氣行則血行之理，用柴胡、荔枝核、川楝子散肝木之鬱，通經導滯；又用黃芪以充其日益衰弱之氣，而促進氣機運行。諸藥共奏調補氣機，活血化瘀，軟堅通絡散結之功。

4.加味桂枝茯苓湯 ❸

【藥物組成】桂枝、茯苓、丹皮、桃仁、赤芍、橘核、牛膝、海藻、黃芪、土鼈蟲。

---

❷ 劉唐印等，〈活血化瘀法治療前列腺肥大30例〉，《遼寧中醫雜誌》，1992, (3)：29。

❸ 易希園，〈加味桂枝茯苓湯治療前列腺增生31例〉，《遼寧中醫雜誌》，1993, (2)：35。

【加減變化】若年老體弱，尿細無力者加附子、黨參；小便短赤灼熱，口乾口苦，苔黃脈數者去桂枝，加金錢草、生地、梔子、黃柏；血瘀重者加穿山甲、小茴香、冬葵子、螻蛄等。

【功效】活血散瘀，消癥散結。

【適應病症】前列腺增生證屬氣血瘀阻型。

【用藥方法】水煎服，日1劑。

【臨床療效】治療31例，其中治癒7例，好轉21例，無效3例，總有效率90.2%，療效平均32.6天。

【經驗體會】本方治證為瘀血阻滯的前列腺增生症。方中桂枝辛甘而溫，入肺、心、膀胱經，可為溫通血脈之要藥；茯苓淡滲下行，與桂枝同用，能入陰通陽，行血活血利尿，共為君藥。桃仁、牛膝、赤芍、丹皮活血逐瘀，行血中之滯；黃芪補氣活血，共為臣藥。橘核、海藻、土鱉蟲軟堅散結，通利下竅，共為佐使藥。諸藥合用，活血散瘀，軟堅散結，使瘀血去，經絡通，前列腺增生可癒。本方重在溫通血脈，對於濕熱型或瘀血兼有濕熱之邪者，不宜服用本方。

5.三莪豆根湯 ❻

【藥物組成】三棱、莪朮、王不留行各12克，山豆根、車前子、牛膝各10克，肉桂4克。

【加減變化】腎氣虛加淫羊藿、菟絲子、巴戟天、肉蓯蓉；腎陰虛加生地、玄參、知母；脾氣虛加黃芪、黨參、白朮；濕熱下注加黃柏、土茯苓、滑石、蒲公英、白茅根；氣機鬱滯加製香附、郁金、陳皮。

【功效】活血破瘀，利濕散結。

【適應病症】瘀血型前列腺增生症。

【用藥方法】水煎服，日1劑。

【臨床療效】治療50例，其中痊癒34例，有效13例，無效3例。

---

❻ 柯國華，〈三莪豆根湯治療前列腺肥大50例〉，《湖北中醫雜誌》，1994, (2): 17。

【經驗體會】本方治證為瘀血之前列腺增生。方中三棱、莪朮均為破血行氣，消堅止痛之品，故可治療有形堅積之癥，而前列腺增生後，多表現為腺體腫大、變硬、結節，故二藥合用，共破增生之前列腺，為君。山豆根為解毒散結之要藥，為臣。王不留行、牛膝活血通經；車前子利水滲濕；肉桂溫陽化氣，共為佐使藥。諸藥合用，可使堅積之癥得消，前列腺腫大得小，共奏活血破瘀，利濕散結之功。山豆根雖為喉科要藥，但於方中可加強瀉濁通竅功用，特別是對於急性患者加入山豆根則效果大增，一般服藥2～3劑，即可明顯見效。

6.消堅通竅湯 ⑥⑤

【藥物組成】黃芪50克，海蛤殼、炮穿山甲各25克，皂刺、牛膝各10克，海藻、王不留行各15克，木通9克，馬鞭草30克，水蛭6克。

【加減變化】氣虛加黨參；陰虛加生地、熟地；陽虛加菟絲子、巴戟天；熱盛加黃柏、梔子；濕重加薏苡仁、豬苓。

【功效】益氣化痰，活血利濕。

【適應病症】痰瘀互結且有氣虛表現之前列腺增生症。

【用藥方法】日1劑，水煎服。可配合熏洗法。

【臨床療效】治療60例，其中臨床治癒（症狀消失，排尿通暢）22例；減輕（排尿困難減輕，排尿次數減少，尿瀦留解除）30例；無效（治療半個月無變化）8例。總有效率86.6%。

【經驗體會】前列腺增生症多表現為本虛標實，本虛在脾腎，標實在血瘀痰濁。故方中重用黃芪補後天之本，後天得健，可運水濕，祛痰濁，行氣血；炮穿山甲為最善走竄之品，可通經活血，二藥合用，使堅積之前列腺得消，共為君藥。海蛤殼、皂刺、海藻共用以化痰散結，為臣。牛膝、王不留行、水蛭均為活血散結之要藥，可逐瘀血，通經絡；

---

⑥⑤ 陳功輝等，〈消堅通竅湯法治療老年前列腺增生60例〉，《實用中醫藥雜誌》，1994，(5)：12。

馬鞭草清熱活血；木通利濕通小便，共為佐使藥。諸藥合用，可使堅硬
之前列腺得消，前竅得通。

(五)統治驗方

1.益氣滌痰化瘀方 ⑥

【藥物組成】黨參、鱉甲、海藻、昆布、牛膝、車前子、滑石、寒
水石。

【功效】益氣滌痰，化瘀利濕。

【適應病症】氣虛與痰、瘀、濕互結之前列腺增生症。

【用藥方法】水煎服，日1劑，亦可做丸藥服。

【臨床療效】治療60例，其中臨床治癒（排尿通暢，殘餘尿量在
30ml以下）51例，占85%；顯效（排尿較通暢，殘餘尿量在31～60ml）
4例，占6.6%；有效（排尿好轉，殘餘尿量較治療前下降）3例，占5%；
無效（排尿困難無好轉，殘餘尿量不減少）2例，占3.3%。

【經驗體會】本方治證為氣虛與痰、瘀、濕互結之前列腺增生症，
故治療益氣為先。黨參甘平，入脾腎，可補中益氣，氣虛得補，可化痰
濕，助血行；鱉甲鹹寒，入肝腎經，可化痰軟堅，散結祛瘀，二藥為君，
可使氣虛得補，痰瘀當去。痰瘀日久，非軟堅腫塊不消，故用海藻、昆
布軟堅化痰，為臣。牛膝既能活血化瘀，又可利濕通淋；車前子、滑石
為取濕熱之要藥；寒水石可清熱瀉火，共為佐使藥。諸藥合用，可補氣
虛，化瘀血，祛痰濁，利濕熱。若脾腎雙虧較明顯，不可用本方。

2.前列通補湯 ⑦

【藥物組成】黃芪20克，黨參、丹參各15克，枸杞子、菟絲子、懷

---

⑥ 陳耀章等，〈益氣滌痰化瘀法治療前列腺肥大〉，《河北中醫》，1989，(1)：13。

⑦ 牟重福，〈通補兼施法治療前列腺增生症臨床觀察〉，《實用中西醫結合雜誌》，
1990，(2)：106。

牛膝、澤瀉各10克，海藻20克，白花蛇舌草、半枝蓮各30克，王不留行12克，甘草5克。

【加減變化】排尿困難，少腹脹滿加五苓散送服；尿急尿痛加車前子、蒲公英、滑石；尿濁莖痛加五靈脂、琥珀、雲南白藥；便秘加大黃、桃仁；腹脹納呆加枳殼、麥芽；短氣肢乏，解尿無力加重黃芪用量，人參易黨參；尿時大便自出，夜寐遺尿加山萸肉、金櫻子、烏梅；腎陽虛加肉蓯蓉、補骨脂、仙靈脾；腎陰虛加滋腎通關丸或大補陰丸。

【功效】溫陽補氣，清熱散結。

【適應病症】氣虛血瘀痰阻型前列腺增生症。

【用藥方法】水煎服，日1劑。

【臨床療效】17例中顯效9例，有效6例，無效2例，總有效率88%。

【經驗體會】本方是針對氣虛血瘀痰阻前列腺增生症而設。方中黃芪、黨參為補氣健脾之要藥，合用可使脾氣得健，後天得固，為君。枸杞、菟絲子溫腎益精，補後天以助先天，為臣。氣虛則血運無力，故血瘀，丹參、牛膝、王不留行共用以活血通經；海藻化痰以散結；澤瀉利濕瀉火；白花蛇舌草、半枝蓮清熱解毒，散結消腫，抗前列腺增生症，共為佐藥。甘草調和諸藥，為使。方中扶正又祛邪，補腎在於健脾，散瘀血，又可利濕濁，瀉鬱火，其通在於補，故為前列通補湯。臨床觀察發現，病程越短者，療效越佳；病程長，或伴有併發症者效果差；且見效後需繼續服用本方至少一週，方能鞏固療效，減少復發。

3. 補腎活血湯 ❻❽

【藥物組成】丹參、牛膝、車前子各30克，淫羊藿、仙茅、澤瀉各15克，王不留行、烏藥各12克，甘草3克。

【加減變化】氣滯血瘀加赤芍、延胡索、當歸、蒲黃、五靈脂；腎陽虛衰加附子、肉桂；濕熱下注加瞿麥、萹蓄、栀子、大黃。

---

❻❽ 張慎勤等，〈補腎活血法治療前列腺增生25例〉，《河南中醫》，1991，(3)：36。

【功效】補腎活血，利水通淋。

【適應病症】前列腺增生。

【用藥方法】水煎服，日1劑。

【臨床療效】25例中治癒6例，好轉11例，無效8例。

【經驗體會】前列腺肥大主要由濕熱下注，氣滯血瘀，腎陽虛衰所致。故本方結合三者而組成。方中丹參、川牛膝、王不留行通經活絡、活血化瘀；澤瀉、車前子清利濕熱、利尿通淋；淫羊藿、仙茅、烏藥溫腎助陽；甘草調和諸藥。從臨床療效分析，本方對氣滯血瘀型效果最好，可能與重用活血化瘀藥有關，腎陽虛衰患者多為高齡，且病程長，病情重，但因加強了溫陽補腎藥，其療效也比濕熱型好。濕熱下注型常併發感染而使病情反覆，時輕時重而療效差。

4. 加味補陽還五湯 ⑩

【藥物組成】黃芪60克，地龍、歸尾、川芎、王不留行、赤芍、桃紅、紅花、牛膝各10克，琥珀3克（沖），皂刺6克，夏枯草15克，牡蠣30克。

【加減變化】小便灼熱疼痛加滑石30克，木通、石葦各10克；大便乾加大黃6克；尿常規檢查有膿細胞加蒲公英、白花蛇舌草各20克；陽虛畏寒時加肉桂6克，仙靈脾15克，鹿角膠10克；腰痠加杜仲、川斷各10克，山藥、熟地各15克。

【功效】補氣行瘀散結。

【適應病症】前列腺增生症。

【用藥方法】水煎服，日1劑。15劑為1療程。

【臨床療效】41例中治癒14例，顯效18例，有效7例，無效2例。治癒及顯效32例隨訪觀察3月，療效鞏固。

---

⑩ 郭世光，〈補陽還五湯加味治療老年前列腺增生症41例〉，《浙江中醫雜誌》，1993，(1)：57。

【經驗體會】老年性前列腺肥大是因年老體弱，陰陽俱損，腎氣虧虛，氣虛推動無力，血行瘀滯，膀胱氣化無權，痰濁凝結於前列腺所致，屬本虛標實之證。治宜補氣行瘀散結，遂採用補陽還五湯加味治療。方中補陽還五湯大補元氣，活血化瘀。加用牛膝引藥下行，兼能活血；琥珀通竅祛瘀利水，而王不留行、皂角刺、生牡蠣、夏枯草等活血化瘀、軟堅散結。合而用之，可使氣旺血行，瘀去絡通，諸證自可漸癒。

5.芪龍三苓湯 ❼⓿

【藥物組成】黃芪10～20克，地龍9～15克，白茯苓10～15克，豬苓10～15克，土茯苓10～30克，冬葵子10～15克，王不留行10～15克，車前子15～30克，琥珀末3克（沖服），生甘草梢5～10克。

【加減變化】腎虛甚者，加仙靈脾、杜仲；血瘀甚者，加紅花、川芎、丹參；伴有血尿者，加白茅根、大、小薊、茜草；尿道澀痛者，加烏藥、延胡索；遺精者，加芡實、金櫻子。

【功效】益氣化瘀，清熱利濕，利尿通淋。

【適應病症】前列腺增生症。

【用藥方法】日1劑，水煎服。

【臨床療效】治療36例，其中治癒（症狀消失，排尿通暢）13例；顯效（症狀明顯改善，排尿基本通暢）12例；有效（症狀改善，排尿困難有所減輕）8例；無效（症狀無改變）3例。總有效率92%。

【經驗體會】前列腺增生症好發於中老年男性患者，臨床以尿頻、尿急、尿痛、排尿困難、尿細費力、尿失禁、尿瀦留等為主要特徵。其病理改變主要是前列腺的腺體、纖維組織、平滑肌發生增生性病變，使前列腺尿道延長，受壓，變形，尿道阻力增加，引起一系列排尿障礙。屬於中醫「癃閉「、「淋證」範疇。《素問·靈蘭秘典論》曰：「膀胱者，

---

❼⓿　丁寶光，〈芪龍三苓湯治療前列腺增生症36例臨床觀察〉，《新疆中醫藥》，1995，
　　(2)：22。

州都之官，精液藏焉，氣化則能出焉。」癃閉者，乃膀胱氣化不利所致。究其病因，或因腎虛，或由年老氣虛，或由濕熱下阻，氣滯血瘀，互結內停，或虛實兼而有之，即膀胱氣化失權，水濕熱瘀互結，壅阻於膀胱而致小便不暢，排尿困難，甚則尿閉。筆者臨床體會，認為前列腺增生症以虛實挾雜之症候為多見。本虛多為年老氣虛，腎虛，膀胱氣化不利；標實表現為膀胱水濕滯留，濕蓄化熱，濕熱久蘊而致氣血運行不暢，氣滯而血瘀，濕熱互結或濕熱與瘀血互結而使小便不利。治療宜標本兼顧，攻補兼施，據此擬芪龍三苓湯，以清利濕熱，益氣化瘀，利尿通淋為主，改善前列腺的血液循環，有利於增生的纖維組織的吸收和軟化縮小，而使小便通暢。方中黃芪益氣固本以利水，能調整諸臟腑之生理功能，促進血液循環，提高機體的免疫機能；地龍為活血化瘀之要品，善走竄通絡，清熱利水，兩藥相伍，具有益氣化瘀，清利濕熱，利尿導疏之作用；豬、茯二苓為清熱滲濕利尿之要藥，兼以益氣。土茯苓性味甘淡平，既能清熱利濕，又能解毒除穢，凡屬濕熱引起之泌尿系統疾病，用之最宜。因其性平，利濕而不傷陰，解毒而不耗氣，實為祛邪不傷正之良藥。車前子、冬葵子俱為利尿通淋，清熱化濕之藥。《醫學啟源》謂車前子：「主小便不能，導小腸中熱。」現代藥理研究，正常人內服車前子煎劑有顯著的利尿作用，並能增加尿素、尿酸及氯化鈉的排出量。冬葵子性味甘寒，《神農本草經》曰其「主五臟六腑寒熱羸瘦，五癃，小便不利」，為泌尿系防腐消炎之首選藥物。故二子伍三苓，則為閉利尿，清熱化濕之功更強。王不留行行氣化瘀，走而不滯；琥珀益氣散瘀，通淋利尿。二藥助芪龍以增強益氣化瘀通淋之力。甘草梢不但能益氣利尿，又有引使諸藥直達下焦膀胱尿路之作用。諸藥合用，共奏益氣化瘀，清熱利濕，利尿通淋之功效，以提高機體的免疫代謝功能，增強前列腺的微循環灌注，促使增生物較快地吸收和縮小，而致引流暢通，故臨床上能取得較好的療效。

6. 黃芪琥珀湯 ❼

【藥物組成】生黃芪30克，琥珀末3克（沖服），肉桂、桔梗各5克，山茱萸、夏枯草、王不留行各10克，車前子15克（包煎）。

【加減變化】尿頻急痛去肉桂，加萹蓄、瞿麥、金錢草；便秘加大黃；血尿加仙鶴草；舌紅、口渴欲飲加生地、玄參、麥冬；前列腺質地偏硬加穿山甲、三棱、莪朮。

【功效】補中益氣，活血通絡，升清降濁。

【適應病症】氣虛兼有瘀血痰濁內停之前列腺增生症。

【用藥方法】水煎服，日1劑。

【臨床療效】治療83例，其中治癒24例，顯效40例，好轉14例，無效5例。

【經驗體會】本病為氣虛兼有瘀血痰濁內停所致，故治療時應補中益氣為先。黃芪甘溫，補氣升陽，為君。琥珀活血利尿為臣。二藥相合，脾氣得健，瘀血得除，經絡得通。肉桂、山茱萸補先天以助後天；桔梗宣肺，提壺以揭蓋；夏枯草、王不留行化痰祛瘀血，共為佐藥。車前子利濕濁，健脾氣，為使。諸藥合用，可脾健瘀血除，前列腺增生得消。

7. 癃閉湯 ❼❷

【藥物組成】蜈蚣2條（研粉吞服），丹參15克，穿山甲、三棱、莪朮、川牛膝、半夏、茯苓、澤瀉、車前子、漢防己、柴胡、當歸各10克，山茱萸20克，黃芪20克～50克。

【加減變化】濕熱下注者去當歸、山茱萸，加益母草、冬葵子；肺熱壅盛者去三棱、莪朮、當歸，加桔梗、葶藶子；氣滯血瘀者去黃芪、山茱萸，加香附、王不留行子；中氣不足者去三棱、莪朮、川牛膝，加白朮、薏苡仁、升麻；陰虛火旺者去半夏、三棱、莪朮，加生地、熟地、

---

❼　元蓮蓓，〈黃芪琥珀湯治療前列腺增生83例〉，《浙江中醫雜誌》，1997, (3): 207。

❼❷　王勁松等，〈自擬癃閉湯治療前列腺增生症50例〉，《國醫論壇》，1997, (1): 32。

五味子；命門火衰者，去半夏，酌情加入肉桂、附片。

【功效】益氣養血，健脾補腎，活血化瘀，化痰除濕，降濁通淋。

【適應病症】前列腺增生症。

【用藥方法】水煎服，每日1劑，10天為1療程。服藥期間禁煙酒、辛辣刺激性食物等。

【臨床療效】治療50例，其中治癒（小便通暢，無中斷，無淋漓不盡，無尿失禁，無尿頻、尿急、尿痛，肛門指診或超聲波檢查證明前列腺明顯縮小者）17例，占34%；好轉（排尿困難有所減輕，偶有淋漓，或尿失禁，前列腺縮小不明顯者）26例，占52%；無效（排尿困難或尿失禁，前列腺腫大如前者）7例，占14%。總有效率86%。

【經驗體會】本病屬中國醫學「癃閉」、「淋證」等範疇。病因病機較為複雜，諸家認識頗不一致，臨證論治各有側重。然筆者據臨床觀察認為本病乃年高體衰，陰陽俱損，脾肺肝腎功能不足或失調，氣滯、血瘀、痰阻、濁濕等病理產物相兼痹阻，凝聚前列腺增生成塊，實邪阻滯經絡，正氣虛弱，州都膀胱氣化失司而癃閉不通。其病位在尿道、膀胱，膀胱為「六腑」之一，治療應本著「六腑以通為用」的原則，著眼於「通」，既注重前列腺「癥積」之局部病變，又不可忽視整體功能的調節，緊扣「通」字，蕩邪扶正，通達竅道。因其臨床表現寒熱錯雜，虛實兼見，常易顧此失彼，易生偏頗，故將攻補、寒溫、澀利、升降寓於一體，達到平衡激素，軟堅磨積之目的。方中以穿山甲、蜈蚣活血化瘀，通絡消癥，走竄利竅，《本草從新》記載穿山甲「善竄，專能行散、通經絡、達病所」，《醫學衷中參西錄》：「至癥積聚疼痛麻痹，二便閉塞諸證，用藥治不效者，皆可加穿山甲作向導。」張錫純又謂：「蜈蚣走竄之力最速，內而臟腑，外而經絡，凡氣血凝聚之處皆能開之。」故選此二者為主藥；又以丹參、三棱、莪朮、川牛膝活血破癥通經絡，引藥下行補肝腎；半夏、茯苓、澤瀉、車前子、漢防己、柴胡健脾化痰除濕，升清降濁通淋；

大劑黃芪配伍茯苓、當歸、山茱萸，補脾肺，滋肝腎，益氣生血，免於機體不耐攻伐，以扶正祛邪。諸藥合用使虛者得補，實者得除，氣旺血行，絡通竅利，諸症悄然而去。此乃標本兼施之治也。

8.益腎通瘀方 ❼❸

【藥物組成】仙靈脾、仙茅、知母、黃柏各12克，熟附子6克，肉桂5克（吞），生地16克，車前子（包煎）、丹參各30克，桃仁、紅花、烏藥各10克，蟋蟀5隻（研吞）。

【加減變化】氣虛者加黨參、黃芪；偏腎陰虛者去附子；偏腎陽虛者去知母、黃柏；濕熱明顯者去附子、仙靈脾、仙茅，加虎杖、萹蓄；併發結石者加金錢草、海金沙；併發痔者加苦參湯熏洗；併發疝者加小茴香；若患者膀胱充盈過甚，下腹脹滿較著，影響逼尿肌收縮功能者，先行導尿，隨後服藥。

【功效】益腎化氣，通瘀利尿。

【適應病症】腎陽虛兼瘀阻型前列腺增生症。

【用藥方法】水煎，每日1劑，分2次服，20天為1療程。

【臨床療效】治療68例，其中痊癒（臨床症狀消失，直腸指診或B超檢查前列腺縮小）41例，占60.3%；好轉（臨床症狀明顯改善，無排尿困難，但前列腺無明顯縮小）24例，占35.3%；無效（治療前後臨床症狀無改善）3例，占4.4%。總有效率95.6%。

【經驗體會】前列腺增生症為老年男性泌尿生殖系統多發病，其發病率占老年男性的70～75%，並隨年齡增長發病率隨之增加。但因增生的部位及增生的程度不同，僅有部分病人出現臨床症狀。中國醫學雖然沒有前列腺增生症這一病名，但從本病所出現的排尿困難和尿瀦留等臨床症狀來看，頗與歷代中醫古籍中提到的「癃閉」等病症相似。本病的

---

❼❸　李定江，〈益腎通瘀方治療前列腺增生症68例療效觀察〉，《湖南中醫雜誌》，1998，(3)：17。

病位是在精室。其病因病機多為老年腎虛，不能化氣，氣虛不能推動血行而產生瘀血，瘀結精室，壓迫尿道，從而影響水液的運行和膀胱的氣化功能，形成癃閉。可見腎虛為病之本，瘀血阻滯，水液瀦留為病之標。本虛標實，以本為主。因此，本病的治療以益腎化氣，通瘀利尿為基本法則。方中附子、肉桂、仙靈脾、仙茅溫補腎陽；生地、知母、黃柏滋養腎陰；烏藥善於疏通氣機，氣利則水行；車前子利竅行水，並能預防或控制感染；蟋蟀、桃仁、丹參、紅花活血化瘀，有穿透前列腺包膜作用，使藥達病所，其中蟋蟀還有較好的解痙作用，可解除前列腺腫大壓迫尿道括約肌之痙攣。經臨床驗證，本方可以增強膀胱逼尿肌張力，減少前列腺充血，促進前列腺的排泄和引流，使前列腺縮小，梗阻減輕，症狀改善。

9.加味水火煎 ❼❹

【藥物組成】黃柏12克，蒲公英30克，熟地30克，附子6克。

【加減變化】腎陽虛加鹿角霜、仙靈脾；腎陰虛加山萸肉、知母；血瘀明顯者加三棱、莪朮、赤芍、炮穿山甲；氣滯加橘核、郁金；尿血加琥珀、鮮小薊、鮮茅根。

【功效】溫腎化氣，化瘀軟堅通溺竅。

【適應病症】腎虛血瘀型前列腺增生。

【用藥方法】每日1劑，水煎，早晚服，10日為1療程。

【臨床療效】治療68例，其中臨床治癒（尿頻、尿急、尿細、排尿困難滴瀝不盡等主要症狀消除，夜尿次數不超過3次，肛門指診檢查前列腺無明顯增生，體積不大於I°增生標準）19例，占28.3%；顯效（主要症狀基本消除，便溺無艱澀感，夜尿次數明顯減少，肛診檢查前列腺比治療前縮小I°以上）27例，占39.7%；有效（主要症狀減輕，排尿較暢利，

---

❼❹ 武玉書，〈加味水火煎治療前列腺增生68例〉，《實用中醫藥雜誌》，1998，(3)：13。

體徵無明顯改善）18例，占26.5%；無效（治療前與治療後症狀及體徵無改善）4例，占5.5%。總有效率94.5%。

【經驗體會】前列腺增生屬中醫「癃閉」範疇，為男性泌尿生殖系統多發難治性疾病。其發生與腎虛及血瘀有密切關係。方中黃柏瀉下位遊火而燥濕，蒲公英清熱解毒利尿，熟地滋腎，附子溫腎行水；加鹿角霜、山萸肉溫陽益腎而為運水液；增橘核、赤芍、郁金、琥珀以行氣散結活血化瘀；炮穿山甲鹹能軟堅，諸藥相伍溫腎，助氣化，利便溺，化瘀軟堅通溺竅。契合病機，故獲佳效。

10.益氣通脬湯 ❼

【藥物組成】鹿角膠、炙黃芪各20克，海藻15克，䗪蟲10克，紅藤20克，懷牛膝12克，石葦15克，王不留行10克。

【功效】補腎活血，化痰軟堅，散結消腫。

【適應病症】前列腺肥大。

【用藥方法】每劑煎3次，約600ml，早、中、晚分3次服用。並每次送服琥珀、三七粉2克，服藥臨床症狀改善後，即湯劑改做蜜丸，每次服12克，1日2次。3週為1個療程，3個療程以內為限。

【臨床療效】治療74例，其中痊癒（症狀消失，指診或B超檢查前列腺恢復正常）29例；顯效（臨床症狀明顯改善，指診或B超檢查前列腺縮小變軟）22例；有效（臨床症狀有所改善，但指診或B超檢查前列腺縮小不明顯）18例；無效（症狀、體徵均無改善）5例。總有效率為93.24%。服藥時間最短9天，最長3個療程。

【經驗體會】腎主水，司開闔，故膀胱氣化不利，主要責之於腎，與脾、肺亦息息相關。年老多體弱，腎元衰憊，無力推動血行，每致血瘀；或因腎陽不足，不能溫養血脈，常使血寒而泣；或因腎陰不足，虛

---

❼ 羅守祥等，〈益氣通脬湯治療前列腺肥大74例〉，《遼寧中醫雜誌》，1998，(5)：211。

火煉液，而致血稠血滯，腎元衰憊，失於蒸化，每致聚濕生痰。痰瘀互結，勢必導致前列腺肥大，壓迫或阻塞尿道，從而引發本病。益氣通脬湯中，鹿角膠、黃芪大補元陽及肺脾之氣；䗪蟲、海藻軟堅活血，通陽散滯，消炎利尿；石葦清熱通淋，王不留行、牛膝祛瘀散結，活血利尿；三七、琥珀增強活血散結、利尿通淋功能。諸藥合用，補腎活血，化痰軟堅，散結消腫，對前列腺肥大患者用之頗效。

11.化瘀地黃湯 ⓶⑥

【藥物組成】丹參、赤芍、地龍、穿山甲、知母、黃柏、熟地、山藥、山茱萸、茯苓、牛膝、土鱉蟲、肉桂（少許）。

【加減變化】伴尿痛者熟地易為生地，加萹蓄；大便秘結者加大黃（後下）；血尿者加白茅根；口渴欲飲者加麥冬；氣虛者加黃芪；陽虛者加製附片。

【功效】滋補腎陰，清利濕熱，活血化瘀。

【適應病症】前列腺增生。

【用藥方法】每日1劑。尾煎與首煎液混合。分早晚2次溫服。

【臨床療效】治療168例，其中治癒（小便通暢，夜尿<2次，無尿急尿痛，無間歇性排尿，無滴瀝不盡，無尿失禁，肛門指診或B超檢查證明前列腺明顯縮小者）85例，占50.6%；好轉（夜尿次數減少，排尿困難減輕，偶有尿急尿痛，前列腺較治療前有所縮小）73例，占43.4%；無效（夜尿次數、排尿困難如前，前列腺腫大未縮小者）無效10例，占6%。總有效率94.0%。

【經驗體會】本病主要因於年高體衰，臨床多表現為腎陰虧虛、下焦濕熱蘊結、瘀血內阻。由於濕熱蘊結下焦，膀胱氣化失司，日久血滯成瘀。瘀血阻塞尿道又影響了濕濁的排泄。本病以腎陰虛為本，濕熱、

⓶⑥ 陸康福,〈自擬化瘀地黃湯治療前列腺增生168例臨床觀察〉,《國醫論壇》, 1998,
(6)：21。

瘀血為標。治宜滋補腎陰，清利濕熱，活血化瘀。化瘀地黃湯方中用知柏地黃湯滋補腎陰，清利濕熱；丹參、赤芍、地龍、牛膝、地鱉蟲、穿山甲活血化瘀通絡；用少許肉桂以陽配陰，通陽化氣。活血化瘀與滋補腎陰、清利濕熱法配合使用，祛瘀而不傷正，補腎而不留瘀，其結果達到陰充瘀去絡通，濕熱得瀉，則病自瘥。

12.利涵為閉湯 ⓱

【藥物組成】當歸15克，赤白芍各15克，柴胡10克，土茯苓20克，紅花10克，皂刺15克，炮山甲10克，川斷12克，首烏20克，杜仲炭20克，菟絲子15克，川牛膝10克，車前子20克，肉桂30克，大黃3克，沈香3克，琥珀5克，甘草6克。

【加減變化】小腹墜痛，舌紅苔黃厚，脈弦滑者加生薏仁20克，黃柏10克，知母10克，滑石15克；血尿加白茅根20克，紫草20克，小薊15克；小便混濁，夜尿頻者加益智仁15克，金櫻子15克；氣虛乏力加黃芪20克，白朮10克，生山藥15克；血壓高，大便乾結者加決明子20克，白蒺藜15克，鈎藤15克。

【功效】疏肝理氣，散結補腎，活血利濕。

【適應病症】前列腺增生。

【用藥方法】水煎服，日1劑。1個月為1療程。

【臨床療效】治療104例，其中痊癒（症狀消失，前列腺檢查正常）66例；顯效（症狀、體徵明顯改善，前列腺檢查明顯好轉）28例；有效（症狀、體徵有改善，前列腺檢查有好轉）7例；無效（症狀及前列腺檢查無改善）3例，總有效率97％。

【經驗體會】《靈樞》曰：「……足厥陰之脈……循股陰，入毛中，達陰器，抵小腹……是主肝所生病者，胸滿嘔逆，飧泄，狐疝，閉癃。」

⓱ 閻冬梅，〈利涵為閉湯治療前列腺增生104例臨床觀察〉，《河南中醫藥學刊》，1999，（3）：38。

前列腺之解剖部位正是足厥陰肝經之經脈循行所過之處。據本病臨床證候與特點，認為肝鬱腎虛，肝經瘀滯，夾濕夾熱是本病的主要病理因素。肝主藏血，腎主藏精，肝腎同源，中老年人偏於氣虛陰虧，陰虛則陽盛。陰陽失調，經脈不利，相火妄動，煎熬津液，則痰凝瘀滯肝經，致前列腺增大。治當疏肝理氣，散結補腎，活血利濕。利涵為閉湯方中當歸、赤白芍、柴胡、土茯苓疏肝健脾利濕；桃仁、紅花、皂刺、王不留行、炮穿山甲活血通經，化瘀通絡，軟堅散結；杜仲炭、菟絲子、首烏、川斷、川牛膝滋補肝腎，引藥入病所；車前子利竅通淋；肉桂、沈香、琥珀溫腎使氣化正常，氣行則血行，瘀結自散。

慢性前列腺增生復發率較高，為避免復發，在症狀消失後，中藥湯劑改製成散劑（方藥同湯劑）續服2～3個月以鞏固療效。忌食辛辣醇酒厚味，避免久坐和長期坐車、騎車，節制性慾，注意局部衛生，加強體育鍛鍊，增強抗病能力，預防感冒，是防止本病復發的關鍵。

13.理衝湯 [78]

【藥物組成】生黃芪、天花粉各30克，黨參、白朮、生山藥、知母、三棱、莪朮、生雞內金、威靈仙各15克，水蛭10克。

【加減變化】脾虛便薄者，以白芍15克代知母；腎虛怕冷者加肉桂、補骨脂各12克；小便失禁者加益智仁、桑螵蛸各12克；小便澀痛明顯者加竹葉、黃柏各12克；血尿者加白茅根30克，琥珀粉末每日3克分次沖服。

【功效】補氣行氣、活血化瘀、散結化堅。

【適應病症】前列腺增生氣虛血瘀型。

【用藥方法】上方頭煎加水500ml，浸泡30分鐘，文火煎煮取150ml；二煎加水400ml，文火煎煮取150ml；兩煎之汁合而分2次1日內服完。連續用藥30天為1療程，一般應連續治療2～3個療程。

---

[78] 劉紹峰，〈理衝湯治療前列腺肥大32例〉，《四川中醫》，2000，(4)：31。

【臨床療效】治療32例，其中顯效（B超檢查示前列腺體積較治療前明顯縮小，殘餘尿量減少，臨床症狀明顯改善）14例，占43.8%；有效（B超檢查示前列腺體積較用藥前縮小，臨床症狀改善）15例，占46.9%；無效（臨床症狀較治療前改善不大，B超檢查示前列腺體積大小較治療前無縮小）3例，占9.3%。總有效率90.7%。

【經驗體會】前列腺肥大是老年男性的常見病、多發病，其發病率在這一人群中高達50%。本病是由於前列腺的異常增生引起，肥大的前列腺壓迫尿路引起排尿困難，表現為夜尿頻、尿有餘瀝、小便澀痛等，而膀胱內過多的殘餘尿又是逆行性尿路感染的重要病因，因而給老年男性患者帶來極大痛苦。雖然手術治療可以根治，但由於這一患者群體年高體弱，心理懼怕，大都不願接受。

根據本病主要症狀，應屬中醫「癃閉」範疇。其病機多歸納為「下焦濕熱」、「氣不化水」等。筆者認為本病從直腸指診檢查到B超、體格檢查，均查到有形之邪，故應歸為「癥積」之範圍。病家年高體虛，氣虛血緩，臟腑失和，氣機阻滯，瘀結內停，日久漸積而成本病，而正氣不足是此病發生的主要原因。治療本病應以補氣行氣、活血化瘀、散結化堅立方。理衝湯，是張錫純治婦女經閉不行，結為癥瘕而設，但亦治「男子勞瘵，一切臟腑癥瘕、積聚、氣鬱、脾弱、滿悶、痞脹、不能飲食。方中三棱、莪朮、水蛭為消癥之主藥，更有參、朮諸藥共用，其破氣之力可消，不但不傷氣血，癥積更易化之；且參、芪能補氣，得三棱、莪朮之疏通，則補而不滯。二類藥互相協調，氣得補，血得活，結得化。方中加入威靈仙一味，是借其溫竄之功，以達病所。

第三章 其他疾病

一、血精症

精液中混有血液，即稱血精。有輕重之分，肉眼能看到精中有血，稱為「肉眼血精」；顯微鏡檢查精液中含有紅血球，稱為「鏡下血精」。血精是精囊炎的特有症狀，多為葡萄球菌、鏈球菌、大腸桿菌等從尿道上行至精道，或為血行感染所致。此外，某些疾病如結石、結核、腫瘤、血液病等也可引起血精。中醫認為本病由於房勞過度所致，其臨床分型主要有陰虛火旺、濕熱下注、脾腎氣虛、瘀血內阻等，治療多以滋陰降火、清熱利濕、益氣健脾、活血化瘀等為法。

(一)陰虛火旺

1. 加減犀角地黃湯 ❶

【藥物組成】水牛角50克，生地20克，白芍15克，山萸15克，山藥15克，五味子15克，白茅根20克，當歸15克，黃柏10克。

【功效】滋陰降火益腎，涼血止血。

【適應病症】血精陰虛火旺型。

【用藥方法】水煎服，日1劑。

【臨床療效】治1例共5劑而癒，隨訪2月未復發。

【經驗體會】腎陰虧虛，水不制火，虛火熾盛，火迫妄行，擾動精室，灼傷血絡所致之血精。治宜滋陰降火，涼血止血。方中山萸肉、山藥、生地滋養腎陰，以「壯水之主以制陽光」；牛角代犀角合黃柏以清心、

---

❶ 楊德林，〈血精臨證一得〉，《遼寧中醫雜誌》，1989，(2)：44。

涼血、解毒；配生地一以涼血止血，一以養陰清熱；以白茅根涼血止血以治其標，以當歸、白芍養血涼血散瘀，以防血耗陰血，並使其無止血留瘀之弊；以五味子收斂陰液，防其耗散。

2. 銀翹地黃二至湯 ❷

【藥物組成】女貞子15克，旱蓮草15克，銀花12克，連翹12克，生地12克，白芍12克，丹皮10克。

【加減變化】遺精者加金櫻子、蓮鬚、黃柏；多睪丸墜脹加橘核、小茴；腰膝酸軟加杜仲、續斷；頭昏失眠加棗仁、五味子。

【功效】滋陰補腎，涼血收澀。

【適應症】陰虛火旺型血精症。

【用藥方法】水煎服，1日1劑，10日為1療程，連服3個療程統計療效。

【臨床療效】12例經治療後，痊癒（服藥3個療程，臨床症狀消失，精液常規化驗正常）者6例；好轉（臨床症狀消失，肉眼不見血精，精液常規化驗可見少許紅血球）4例；總有效率為83％，無效（臨床症狀及精液化驗檢查無改變）2例，占17%。在痊癒病例中，服藥最少者為3劑，最多者20劑。追訪半年，均未見復發。在無效病例中，1例為前列腺癌伴精索靜脈曲張，1例為精原細胞瘤，其後經手術治療，術後因病灶轉移而死亡。

【經驗體會】現代醫學認為，血精的發生多與精囊炎、前列腺炎有關。生殖系統腫瘤、全身性疾病中的血液病亦可引起此證。治療上多用抗生素、女性激素、按摩、溫水坐浴等，但療效不夠滿意，中醫認為血精屬「血淋」範疇。其病位在下焦肝腎，病因多屬虛熱。《景岳全書·血證》曰：「凡勞傷五臟或五志之火致令衝任動血者，多從精道而出……精

---

❷ 李壽彭，〈銀翹地黃二至湯治療血精12例〉，《成都中醫學院學報》，1991，(3)：21。

道出血者，即血淋之屬。多因房勞以致陰虛火動，營血妄行而然。」《醫學入門‧血類》又說：「血從精竅中來，乃心移熱於小腸。」其病機是腎虛攝納無權，肝陰不足，心肝火旺，下擾精室，損傷血絡，血隨精溢。其治則，前賢講述甚詳，「腎陰不足，精血不固，當養陰攝血」，「腎虛不禁，病久精血瀉泄者，宜當固澀之」，「心氣不足，精神外馳以致水火相殘，精血失守，宜養心安神，使水火平而精血各歸其所」。筆者據此立滋陰補腎，涼血收澀之法。自擬銀翹地黃二至湯是取犀角地黃湯清熱涼血止血之法，因犀角價貴物稀，而用銀花、連翹代替。方中銀花、連翹、生地、丹皮、旱蓮草以清熱、涼血、止血；白芍、女貞子、旱蓮草、金櫻子滋陰補腎收澀，隨症加味故而收到較好效果。

3. 六味大補湯 ❸

【藥物組成】知母15克，黃柏10克，龜板（先煎）15克，牡蠣（先煎）30克，生地15克，熟地15克，山萸10克，山藥10克，澤瀉10克，丹皮10克，阿膠（烊化）10克，白茅根30克。

【功效】滋陰降火，涼血止血。

【適應病症】血精陰虛火旺型。

【用藥方法】水煎服，日1劑。

【臨床療效】治1例共25劑癒，後服知柏地黃丸和複方丹參片調理月餘，隨訪2年未復發。

【經驗體會】本方由六味地黃湯合大補陰湯加減而成。其中六味地黃湯滋腎陰，清虛熱，取其「壯水之主，以制陽光」之意，有補有瀉，但以補為主，補而不滯，配生地更增其養陰清熱之力；以大補陰湯大補真陰，以制相火，以瀉火為主；阿膠係血肉有情之品，可滋養陰血，清血熱；牡蠣可育陰潛陽；白茅根清熱涼血止血以治其標。

---

❸ 蔡學熙，〈血精治癒〉，《福建中醫藥》，1992，(1)：62。

4.加味知柏地黃湯 ❹

【藥物組成】知母15克，黃柏15克，熟地15克，龍骨10克，牡蠣15克，鱉甲15克，龜板10克，山藥10克，山萸10克，丹皮10克，澤瀉10克，茯苓10克。

【功效】潛納虛火，填精補腎。

【適應病症】陰虛火旺型血精。血精鮮紅量少，伴腰膝痠軟，潮熱盜汗，口乾耳鳴。舌紅少苔，脈細數。

【用藥方法】水煎服，日1劑。

【經驗體會】本方適用於腎精虧虛，虛火妄動，火灼血絡，血液外溢所致之血精。用填精補髓，養陰清熱之知柏地黃丸治之，有「壯水之主，以制陽光」之意；再加龍骨、牡蠣、鱉甲、龜甲等養陰潛陽、熄火寧血之藥。諸藥合施，使水得以滋，火得以熄，血得以寧。

5.二至黃連瀉心湯 ❺

【藥物組成】女貞子30克，旱蓮草30克，黃連12克，黃芩12克，生地15克，知母12克，甘草10克，鹿含草20克，土茯苓30克，半邊蓮30克。

【加減變化】兼濕熱下注者加龍膽草12克，金錢草30克；兼血瘀者加丹皮15克，赤芍12克；兼氣血虛者加黃芪12克，當歸12克。

【功效】滋陰益腎，清熱涼血。

【適應病症】陰虛火旺型血精，症見血精伴有腰骶部墜痛，少腹會陰部墜脹感，排尿不適，五心煩熱，盜汗無力，舌質紅少津，脈細數。

【用藥方法】水煎服，日服1劑，每劑煎2次。

【臨床療效】治療9例，其中顯效（經服藥治療，血精及伴隨症狀完全消失，停藥後追訪1年之內無復發者）8例；有效（經服藥治療，血精

---

❹ 李文學，〈血精證的辨證施治〉，《四川中醫》，1992，(5)：32。

❺ 何永田等，〈二至黃連瀉心湯加味治療血精症臨床觀察〉，《甘肅中醫》，1995，(5)：37。

及伴隨症狀完全消失，停藥後1年之內有復發者）1例。服藥後各型血精及症狀消失的見效時間，病程長腎虛火旺型14～24天，病程短兼濕熱下注型11～14天，兼血瘀型14～18天。

【經驗體會】中醫認為血精多由嗜酒過度、性交不潔、房勞過度等引起，其主要病機是「腎虛為本，熱入精室，損傷血絡，血隨精出」。嗜酒過度、過食辛辣肥甘，或性交不潔，以致熱邪內蘊，耗傷腎氣，腎虛不固，熱入精室，損傷血絡則精血俱下；房勞過度，房事不節，恣情縱慾，心火亢盛，耗傷腎精而致腎陰不足，相火旺盛，火擾精室，熱傷血絡則血隨精溢。因此臨床見症以熱為主，病在腎、在血；血精伴有腰骶部墜痛，少腹會陰部墜脹感等，屬本虛標實，據此擬滋陰益腎，清熱涼血之法，標本兼治，二至黃連瀉心湯方中女貞子、旱蓮草、鹿含草、生地、知母滋陰益腎以瀉相火，黃連、黃芩清心降火，燥濕以瀉君火；旱蓮草、生地、知母清熱涼血、止血；土茯苓、半邊蓮清熱解毒利濕；甘草清熱解毒，調和諸藥，如此標本兼顧，既滋陰益腎固其本，又清熱涼血利濕以祛邪治其標，君火得清，相火得制，腎氣得固，故血精得止，諸症自消。經藥理研究表明，本方有抗菌、消炎、利尿、止血的作用。

6. 清腎湯 ❻

【藥物組成】知母、黃柏各15克，白芍、烏賊骨、茜草各12克，生龍骨、生牡蠣、澤瀉、山藥、女貞子、旱蓮草、土茯苓各30克。

【功效】滋陰固腎，清熱涼血。

【適應病症】陰虛火旺型血精症。

【用藥方法】水煎服，日服1劑，每劑煎2次。

【加減變化】濕熱重者加龍膽草15克，大黃12克；兼心脾兩虛者加黃芪、白朮各12克。

---

❻ 袁福茹等，〈清腎湯加味治療血精症34例臨床觀察〉，《湖北中醫雜誌》，1995，(6)：16。

【臨床療效】治療34例，其中治癒（精液正常，肉眼所見為灰白色或乳白色，臨床症狀完全消失，顯微鏡下精液中無紅血球）30例；好轉（精液肉眼所見，紅色、粉紅色或血絲等消失，未見紅血球，臨床症狀基本消失，顯微鏡下精液中紅血球<5個／高倍視野）4例。多數患者於服藥3～10天見效。病程短、年齡輕者療效快，病程長，40歲以上者療效慢。服藥3～7天見效者19例，8～14天見效者10例，14天以上見效者5例。

【經驗體會】血精一詞，《諸病源候論‧虛勞精出候》中記載：「*此勞傷腎氣故也，腎藏精，精者，血之所成也，……腎家偏虛，不能藏精，故精血俱出矣。*」現代醫學認為，血精多由精囊炎所造成，精囊的末端與輸精管末端匯合形成射精管，通向尿道，它的分泌物參與精液的組成，因精囊與前列腺、泌尿道、直腸等四官相鄰，當這四官有炎症時，很容易蔓延到精囊引起發炎，因炎症刺激，精囊壁出現腫脹、充血、滲出、微細血管損傷而致出血，隨著射精動作精囊腺收縮，血隨精出，形成血精。

本病主要病機為「腎虛不固，熱入精室，損傷血絡，血隨精出」。臨床見症，以熱為主，病在腎、在血。因其房勞過度，恣情縱慾，極易耗傷腎陰，相火妄動，乃至精室被擾，傷絡動血，或性交不潔，以致濕熱內浸，腎氣不固，乘虛上擾精室，損傷血絡則精血俱下，擬滋陰固腎，清熱涼血之法，方用清腎湯加味為基本方，方中女貞子、旱蓮草、山藥、白芍滋陰益腎瀉相火；生龍骨、生牡蠣斂精固腎；知母、黃柏苦寒堅陰，瀉火折熱；土茯苓、澤瀉清熱利濕；茜草、旱蓮草涼血止血；烏賊骨固精止血。如此既滋陰益腎治其本，又能清熱涼血利濕以祛邪，使腎氣得固，相火得制，濕熱得除，血精得止，諸症自消，故用本方隨症加減取得良好療效。配合坐浴，有利於消炎及緩解疼痛，此外，還應停止房事，忌酒及辛辣之品，以免加重性器官充血、出血，有利於本病之康復。

7.加味二至湯 ❼

【藥物組成】大小薊各15克，白茅根30克，丹皮10克，地榆炭10克，鹽知柏各10克，生熟地各15克，女貞子15克，土茯苓20克，旱蓮草15克，木通10克，蓮子心10克，川楝子10克。

【加減變化】伴雙側睪丸痛者酌加延胡索10克，荔枝核10克；血精日久、氣陰兩傷者加黃芪20克，黨參15克，白朮10克；夜寐差加夜交藤15克，遠志10克。

【功效】滋陰降火，涼血止血。

【適應病症】陰虛火旺型血精症。

【用藥方法】每日1劑，水煎服。

【臨床療效】12例全部治癒（症狀消失，精液常規鏡下未見紅血球），療程最短10天，最長2個月，隨訪3個月未見復發。

【經驗體會】血精之病，《諸病源候論·虛勞精血出候》最先記錄：「此勞傷腎氣故也。腎藏精，精者血之所成也。虛勞則生七傷六極，氣血俱損，腎家偏虛，不能藏精，故精血俱出也。」指出血精的發生乃腎虛所致。另據《素問·生氣通天論》載「陰陽之要，陽密乃固」一語悟出，陽失去陰的涵養，則火浮不斂，精室被擾，灼傷精室之絡，迫血妄行，血隨精出，造成血精。由此可見，房勞過甚，勞傷腎陰是血精的主要病因。治病必求其本，故擬滋陰降火、涼血止血法治之。方中生熟地、鹽知柏、女貞子、旱蓮草、土茯苓補腎陰不足，降虛火，安精室，使陰陽得以平衡；白茅根、大小薊、丹皮、地榆炭涼血止血寧絡；心為君火，腎為相火，心有所動，腎必隨動，故用蓮子心、木通降心火，引火歸源，同時又能清利濕熱；因肝腎同源，肝之脈，絡陰器，抵少腹，川楝子引諸藥入肝經，既能舒肝理氣，又可行氣止痛。諸藥合用，補瀉相益，因而療效顯著。

---

❼ 李永生，〈加味二至湯治療血精12例〉，《山西中醫》，2001，(2)：28。

㈡濕熱下注

1. 加味龍膽瀉肝湯 ❽

【藥物組成】龍膽草6克，黃芩9克，梔子9克，澤瀉12克，當歸3克，生地9克，柴胡6克，丹皮12克，側柏葉15克，仙鶴草15克。

【功效】清熱利濕，涼血止血。

【適應病症】血精屬濕熱下注型。

【用藥方法】水煎服，日1劑。

【臨床療效】共治療15例，療程7～30天，均痊癒。

【經驗體會】本方臨床常用於治療肝膽火旺，濕熱內盛，循經下注於精囊，灼傷陰絡所致之血精。方中以大苦大寒之龍膽草，上瀉肝膽實火，下清下焦濕熱，為君藥；以苦寒之黃芩、梔子助君瀉火，為臣藥；肝主藏血，熱積於內則耗傷其血，故以生地、當歸、丹皮滋陰養血而清血分之熱；以澤瀉清利下焦，使邪有出路；以側柏葉、仙鶴草涼血止血以治其標；以柴胡一方面可引諸藥入肝膽經，又可疏肝理氣，使肝不鬱而化火無由，有釜底抽薪之妙。

2. 清精理血湯 ❾

【藥物組成】白花蛇舌草30克，銀花、萆薢、連翹、生地榆、茜草各15克，虎杖、金錢草、白茅根各20克，車前子、赤芍、丹皮、知母、黃柏各12克，三七粉（沖服）、生甘草梢各10克。

【加減變化】腰腹及會陰部疼痛者，加延胡索、川楝子、生蒲黃、五靈脂；病久夾瘀者，加丹參、雞血藤、桃仁、紅花；腎陰不足者，加旱蓮草、女貞子、龜版、阿膠；中氣不足者，加生黃芪、生白朮、黃精、山藥。

---

❽ 錢菁，〈血精論治之我見〉，《江西中醫藥》，1990，(1)：16。

❾ 鄭東利，〈清精理血湯治療血精症26例〉，《江蘇中醫》，1991，(8)：18。

【功效】利濕清熱，涼血止血。

【適應病症】濕熱下注之血精。

【用藥方法】每日1劑，水煎服。20劑為1療程，連服3個療程無效者停藥。

【臨床療效】治療26例，其中痊癒（諸症消失，精液常規檢查連續2次以上紅血球陰性者）21例；有效（臨床症狀大部分消失，肉眼血精為色明顯變淡或每高倍鏡紅血球數量明顯減少者）6例。平均治療時間為30天左右。

【經驗體會】血精症，多由濕熱之邪傷及精室血絡而致。清精理血湯即針對這一病機而設，方中以白花蛇舌草為主，配銀花、連翹清熱解毒；虎杖為輔，配金錢草、萆薢、車前子利濕清熱；佐以丹皮、赤芍、三七粉、生地榆、生茜草、白茅根，化瘀涼血止血；知母、黃柏滋陰降火，既防濕熱傷陰，又治虛火內擾；使以甘草梢，調和諸藥。

3. 萆薢解毒利濕湯 ❿

【藥物組成】萆薢20克，土茯苓15克，白朮15克，石菖蒲15克，石葦15克，敗醬草15克，冬葵子15克，黃柏12克，蓮子心12克，車前子12克。

【加減變化】腰痛甚者加續斷、狗脊、杜仲各15克；睪丸墜脹加荔枝核、烏藥各12克；不寐加酸棗仁、柏子仁各15克；陽痿加蜈蚣2條；遺精加鎖陽、芡實各12克；前列腺質地硬者加穿山甲、三棱、莪朮各12克。

【功效】清熱利濕，分清瀉濁，涼血止血。

【適應病症】濕熱下注型血精，血精量多，尿頻尿痛，或惡寒發熱，口苦便乾，舌紅苔黃膩，脈滑數。

【用藥方法】每日1劑，分2次服，用大黃炭4克，琥珀4克，阿膠2克，每日早晚分次白水送服。

---

❿ 魏鴻韻，〈萆薢解毒利濕湯治療血精24例〉，《黑龍江中醫藥》，1993，(2)：14。

【臨床療效】24例上法治療3個療程，痊癒12例，占50%；好轉8例，占33.33%；無效4例，占16.67%。總有效率83.33%。

【經驗體會】血精由於過食肥甘酒熱之品，而致脾胃健運失常，積濕生熱，熱毒深陷於血分，壅塞精囊，灼傷陰絡而致。本方由《醫學心悟》萆薢飲化裁而成，萆薢飲功效在於清熱利濕，分消瀉濁，又加瀉熱毒、化積滯、行瘀血、滑竅通利之大黃炭、琥珀、阿膠、敗醬草、土茯苓、石葦、冬葵子等，故而本方不僅可以清熱解毒，而且還可以收斂、止血、止痛，血精用之效若桴鼓。

4.清精湯 ❶

【藥物組成】黃柏15克、五味子20克，合歡皮20克，蛇床子30克，土茯苓30克，白茅根50克，覆盆子20克，生地25克，小薊20克，柴胡15克，龍膽草20克，雙花20克，白花蛇舌草20克，甘草10克。

【加減變化】陰虛、手足心發熱者加枸杞子15克，鱉甲20克，女貞子15克，旱蓮草15克；氣虛、自汗者加黃芪20克，白朮20克；睪丸隱脹疼痛或不適者，加小茴香10克，荔枝核15克，川楝子15克；腰痛者加川斷15克，牛膝15克，杜仲15克；尿頻者加栀子15克，萹蓄15克，滑石20克。

【功效】清熱利濕，涼血止血。

【適應病症】濕熱下注型血精症。

【用藥方法】每日1劑，水煎服，15天為1個療程。

【臨床療效】治癒標準為肉眼無血精，顯微鏡下鏡檢精液無紅血球。共治15例，全部治癒。

【經驗體會】血精症是指在肉眼下見到血性精液，或精液在顯微鏡下發現紅血球，本病醫學文獻中早有記載，《諸病源候論》中「虛勞精血

---

❶ 周建民，〈清精湯治療急性血精症15例〉，《白求恩醫科大學學報》，1995，(3)：248。

出候」即指血精而言；《醫宗必讀・赤白濁》中更有「精血雜出」、「半精半血」的描述。本病多發於青壯年，因包皮過長，性交不潔，性交過頻等原因，濕熱之邪從尿道口襲入，循經上沿，薰蒸精室，血絡受損，血熱妄行，血遂精並出而致血精，所以，治療上應以清熱利濕為主，佐以涼血止血之法。清精湯中黃柏、土茯苓、蛇床子、雙花、龍膽草、白化蛇舌草清熱利濕，力清下焦濕熱，同時逐相火，肝腎虛火可清；生地、白茅根、小薊涼血止血，使血液歸經；五味子、合歡皮、覆盆子收斂精血而養心安神，使火安而血寧；柴胡引藥入肝歸陰器，使肝火亦清；甘草調和諸藥，共濟清熱利濕、涼血止血之功。

5. 寧精湯 ⑫

【藥物組成】王不留行、蒲公英各30克，黃柏、丹皮、小薊、棗皮各15克，琥珀、田七粉各6克。

【功效】利濕熱，寧血絡。

【適應病症】濕熱下注之血精。

【用藥方法】1日1劑，1劑煎服2次。琥珀、田七粉不入煎，沖与於煎液中溫服。10天為1療程。治療期間忌行房事，忌酒和辛辣食品，1療程後停藥3天，試行房事以驗證療效。

【臨床療效】經上述方法治療，服藥1療程治癒者（血精消失）17例；服藥2療程治癒者6例；服藥3療程治癒者3例。26例全部治癒。

【經驗體會】血精症患者絕大多數因於慾念過多，引動相火，相火升騰，擾動精關，灼傷精室所致。因而血精症不應以補虛為重點，而應以瀉相火為首務。血精常有諸多的誘因，如高脂飲食，大量飲酒等，易致濕熱蘊鬱，與相火交熾，灼傷血絡，發為血尿或血精。因此，利濕熱、寧血絡是治療血精症的重要法則。血精日久，有的可凝為血絲或血塊，

⑫ 方福根等，〈寧精湯治療26例血精症臨床觀察〉，《中國中醫藥科技》，1997, (6)：357。

蓄滯於精囊。為了使離經之凝血不致結為血塊成為新的病因，產生其他不良後果，必須在寧血絡的同時潔淨精池，使離經之血得以瀉出或吸收。寧精湯用黃柏熄相火，蒲公英、琥珀瀉利濕熱，王不留行、小薊、丹皮寧血絡，棗皮、田七粉淨精池，收到良好的治療效果。

6. 紫珠茅根湯 ⓭

【藥物組成】紫珠草、白茅根各30克，茜草10克，蒲黃12克，三七粉3克（沖服），牡丹皮、梔子10克，地耳草30克，匍伏堇、白花蛇舌草各15克。

【功效】清利涼血化瘀。

【適應病症】血精之濕熱下注型。

【用藥方法】每日1劑，水煎2次後取汁混合，分3次在半空腹時溫服。7天為1療程，服藥期間清淡飲食，忌煙、酒醴，節制房事，戒手淫等。

【臨床療效】治療31例，其中顯效（症狀消失，精囊無觸痛，精液鏡檢無紅血球，停藥6個月未見復發）23例；有效（症狀改善，精囊觸痛減輕，精液鏡檢有紅血球，停藥3個月以上症狀及精液鏡檢均無加重）5例；無效（症狀及精囊觸痛無改善，精液鏡檢乃無改變）3例，總有效率74.19%。

【經驗體會】血精即精液中夾帶有血液為特徵的症狀。正如《諸病源候論·虛勞精血出候》說：「此勞傷腎氣故也，腎藏精，精者所之血成也，……氣血俱損，腎氣偏虛，不能藏精，故精血俱出也。」故血精之本，無不由於腎，發病部位在精室，乃腎之所主。中醫學認為引起血精原因很多，分析血精的病因病機，多因下焦濕熱，陰虛火旺，瘀血阻滯等損傷精室，或因久病體虛房事過度，導致脾腎俱虛，造成氣不攝血，腎不固精，皆可成血精的病理機制。現代醫學認為，血精多由精囊、前列腺

⓭ 林友群，〈紫珠茅根湯治療血精臨床觀察〉，《中醫藥學報》，1999，(5)：22。

的急慢性炎症等引起，此外結核、損傷等亦是引起血精的常見發病因素。據臨床觀察，血精以熱證、實證為多見。本組症候表現以精液色鮮紅或淡紅，射精疼痛，尿痛，口苦咽乾，會陰部墜重感或疼痛，舌質紅，苔黃或黃膩，脈象弦數或滑數或細滑等一系列濕熱流注下焦，蘊結精室，損傷血絡，迫血妄行。出血之症多與火邪有關。同時，又必須注意病機過程中出現的瘀出脈外之瘀血，其論治原則，採用清利涼血，結合化瘀止血，以助祛瘀生新。紫珠茅根湯，方中重用紫珠草、白茅根為主藥，紫珠草（福建民間草藥）具有化瘀、止血、消火、解鬱之功效；白茅根功專涼血止血、清熱利水，《本草經疏》曰：「茅根甘能補脾，甘則雖寒而不犯胃，甘寒能除內熱，……寒涼血，甘益血，熱去則血和，和則瘀消而閉通，通則寒熱自止也。」茜草、蒲黃均具有祛瘀止血之功；三七為化瘀止血之妙品，助諸藥祛瘀生新；梔子清熱涼血止血，並解鬱除煩化瘀；丹皮引藥入血分，除血分之熱，又能消癥化瘀為佐藥；地耳草清熱消腫利水，以清利下竅，邪循有經。配合匍伏堇、白花蛇舌草具清熱利濕為使藥。諸藥合用達清瀉伏熱而利精室，祛瘀止血而不凝滯之功效。

血精雖以濕熱之邪的實證多見，病久則必累及於腎，故應清利濕熱、化瘀止血藥，待病情穩定後，分別配用調養脾胃之參苓白朮散與補腎填精之六味地黃丸，以鞏固療效。

㈢脾腎氣虛

1.歸脾湯 ⓮

【藥物組成】白朮、茯苓各15克，黃芪30克，黨參15克，龍眼肉15克，當歸12克，棗仁15克，遠志9克，陳皮9克，龍骨20克，赤石脂15克，炙甘草3克。

【功效】補養心脾，益氣攝血。

⓮ 王金州，〈治療血精驗案3例〉，《湖南中醫》，1991，(2)：24。

【適應病症】心脾兩虛型血精症。症見血精色清而稀，心悸失眠健忘，神疲乏力納差或便溏，舌淡胖，脈虛數。

【用藥方法】水煎服，日1劑。

【臨床療效】治3例均痊癒。

【經驗體會】心藏神而主血， 脾主思而統血。思慮過度，勞傷心脾，脾氣虧虛，故有體倦、乏力、納少、便溏；心血暗耗，心失所養，則見心悸、失眠、健忘，氣虛不攝，則見血精色清而稀。治宜益氣補血，健脾養心。方中以參、朮、芪、苓、草甘溫補益脾氣；當歸合黃芪益氣生血而養心；龍眼肉、遠志、棗仁養心安神，配龍骨鎮心安神，且能澀精；陳皮理氣可防益氣補血藥滋膩滯氣，有礙脾胃運化功能；赤石脂甘溫酸澀，能收濕止血而固精以治標。諸藥合用，則氣自盛，血自充而血精止。

2. 加味補中益氣湯 ❺

【藥物組成】黃芪20克，黨參10克，當歸10克，炙甘草5克，陳皮6克，升麻3克，柴胡3克，白朮10克，山萸10克，枸杞子15克，知母10克，側柏炭10克，地榆炭10克，棕櫚炭10克，仙鶴草20克，茜草15克。

【功效】補氣固腎。

【適應病症】血精脾腎氣虛型。

【用藥方法】水煎服，日1劑。

【臨床療效】8例中7例痊癒，1例顯效，療程15～45天。隨訪6～10個月未復發。

【經驗體會】脾腎虧虛，脾不統血，腎不固精，則精血俱出，治宜補益脾腎，攝血固絡。方中以黃芪、黨參、白朮、炙甘草健脾益氣；以山萸、枸杞以滋腎；氣虛不能生血必血虛，故用當歸配黃芪以補氣生血；以柴胡、升麻升舉陽氣，且柴胡長於疏肝，又無肝氣克犯脾胃之虞；配

---

❺ 鄧澤前，〈血精8例治癒〉，《福建中醫藥》，1992，(1)：33 。

以陳皮理氣，防止補益礙胃；以知母清相火，堅腎陰；以側柏、地榆、棕櫚三炭及仙鶴草、茜草二草涼血止血以治標。諸藥合用，可使氣充腎固而精血止。

(四)瘀血內阻

1. 膈下逐瘀湯 ❻

【藥物組成】當歸、桃仁、紅花、五靈脂、烏藥、枳殼、牛膝各10克，川芎、丹皮、延胡索、甘草各6克，生地15克，三七粉3克（沖）。

【功效】活血化瘀。

【適應病症】血精瘀血阻絡型。

【用藥方法】水煎服，日1劑。

【臨床療效】治1例8劑癒。

【經驗體會】膈下逐瘀湯乃王清任用以活血祛瘀，行氣止痛之方，可用以治療瘀血積於膈下陰經隧道之血精不育，方中用桃紅四物湯加減以活血祛瘀；以延胡索、五靈脂、枳殼、烏藥行氣除滿止痛，三七粉活血化瘀兼以止血，牛膝通利血脈更引血下行，甘草緩中調和諸藥。諸藥合用，血止精生，故有子。

2. 少腹逐瘀湯 ❼

【藥物組成】小茴香、當歸、蒲黃炭各9克，沒藥、川芎、官桂、赤芍、炒靈脂各6克，熟地15克，淫羊藿12克，紫河車12克。

【功效】活血化瘀，補腎止血。

【適應病症】血精瘀血阻絡型。

【用藥方法】水煎服，日1劑。

【臨床療效】治1例56劑而癒。

---

❻ 陳慎龍，〈血精治癒〉，《湖北中醫雜誌》，1989，(1)：32。

❼ 郭智榮，〈少腹逐瘀湯治療血精不育症〉，《江西中醫藥》，1989，(2)：12。

【經驗體會】血得溫則行，得寒則凝，腎陽不足，加之肝氣不舒，則血行受阻，瘀血阻絡而出血。方中以淫羊藿合小茴香、官桂溫陽散寒，以通行血脈；以當歸、川芎、赤芍活血化瘀，以靈脂、蒲黃相須為用，通利血脈，祛瘀止痛，以沒藥行氣止痛；以熟地、紫河車滋腎填精以助生育。諸藥合施，可使瘀去新生，精血同源，血止精生。

(五)統治驗方

1. 澄精湯 [18]

【藥物組成】大黃、桃仁、紅花、當歸、萆薢、茯苓、澤瀉、牛膝各10克，丹參、王不留行各15克，甘草、三七粉、芒硝各6克，蜈蚣1條，赤小豆30克，白茅根30克。

【加減變化】射精澀痛，加生蒲黃、五靈脂；腰痛加續斷、狗脊；濕熱甚加車前子、木通、敗醬草；陽痿加仙靈脾、陽起石、枸杞子；遺精加金櫻子、蒺藜、鎖陽；性慾淡漠加炮蛇床子、仙靈脾；失眠健忘加龍骨、牡蠣、遠志、菖蒲；發熱惡寒加柴胡、連翹、黃芩；低燒加黃柏、知母、生地、阿膠。

【功效】瀉濁祛瘀。

【適應病症】血精症病機屬精敗而腐，下焦瘀濁者。

【用藥方法】水煎服，日1劑。

【臨床療效】24例患者治癒18例，好轉5例，無效1例，總有效率95.8%。

【經驗體會】本方由桃仁承氣湯合赤小豆當歸散化裁而成，前者祛下焦瘀血，後者解毒瀉濁；加紅花、丹參增活血化瘀之功；茯苓、澤瀉、萆薢、王不留行除濁祛腐之力；三七、白茅根止血以治標；牛膝引藥達病所；蜈蚣搜剔經絡。諸藥合用，瘀化濁清，精血各得其治，混雜而下得癒。

---

[18] 王廣見，〈血精症治癒〉，《四川中醫》，1990，(5): 32。

2. 血精湯 ⑲

【藥物組成】枸杞子15克，菟絲子、金櫻子各20克，女貞子、五味子、梔子、生地、生側柏、生艾葉、黑芥穗、生荷葉各15克，車前子25克。

【功效】滋腎養陽，清火涼血。

【適應病症】血精症陰虛火旺或相火妄動，頭暈、乏力、失眠；既往曾有尿頻、尿痛、尿道不適感。

【用藥方法】水煎服，日1劑。

【臨床療效】治4例，均4週治癒。

【經驗體會】血精多因房事過度耗傷陰精，或性交不潔，濁邪內侵，化火傷陰，以致陰虛火旺或相火妄動，灼傷血絡而出現血精，治宜滋腎養陰，清火涼血。方中以枸杞子、女貞子滋養腎陰，壯水之主以制陽光，為主藥；以菟絲子益陰強陽，金櫻子、五味子收斂止遺；生地、生側柏、生艾葉、生荷葉即四生丸以涼血止血，其中艾葉性溫，可防諸涼藥留有瘀血之弊，配黑芥穗增其止血之力；梔子清三焦之火，合利尿通淋之車前子使熱由小便而出。

3. 清心蓮子飲 ⑳

【藥物組成】黨參、茯苓、車前子、麥冬、敗醬草、黃芩各10克，石蓮子、地骨皮、蒲公英各15克，黃芪30克，甘草梢6克。

【功效】益氣陰，清心火。

【適應病症】血精心腎不交型。

【用藥方法】水煎服，日1劑。

【臨床療效】治1例21劑治癒。

【經驗體會】清心蓮子飲出自《太平惠民和劑局方》，主要用以清心

---

⑲ 關文生，〈血精湯治療血精症4例〉，《遼寧中醫雜誌》，1991，(2)：42。
⑳ 湯清明，〈血精證治〉，《四川中醫》，1991，(2)：36。

火，益氣陰，止淋濁。腎陰虧虛，則水不濟火，致心火旺盛，下移而灼
傷精室血絡致血精，加之氣虛不攝，更宜精血同出。方中以石蓮子清心
除煩，交通心腎為君；合麥冬、甘草梢更增其清心之力；地骨皮清退虛
火以釜底抽薪；以車前子利尿通淋，以黃芩、敗醬草、蒲公英清熱解毒；
以黃芪、茯苓、黨參健脾益氣以培中固脫。諸藥合施，可使水火既濟，
氣虛得復而血精自止。

4. 加味黃連阿膠湯 ㉑

【藥物組成】黃連5克，黃芩10克，阿膠10克（烊化），白芍、生地、
女貞子、旱蓮草各30克，雞子黃1枚（沖）。

【功效】瀉熱益陰，交通心腎。

【適應病症】血精心腎不交型。

【用藥方法】水煎服，日1劑。

【經驗體會】方中黃連清心火，阿膠益腎水，黃芩佐黃連則清火力
大，白芍佐阿膠則益水力大。阿膠、雞子黃均為血肉有情之品，配之則
寧心涵濡心液，且益腎滋育腎陰，加生地、女貞子、旱蓮草、仙鶴草，
即止血治其標，且滋陰降火治其本，君火得清，相火得治，故血精得止。

5. 解炎煎 ㉒

【藥物組成】生黃芪、黃柏各20克，梔子、車前子各10克，旱蓮草、
茜草、蒲公英、敗醬草、熟地、龜板、丹皮各15克，生甘草15克，燈心
草10克。

【功效】清熱利濕，解毒涼血。

【適應病症】血精症。

【用藥方法】水煎服，日1劑。併用泰利必妥0.3克每日，2次口服。

㉑ 嚴忠，〈加味黃連阿膠湯治療血精證〉，《新中醫》，1991，(8)：37。

㉒ 楊偉文，〈精囊炎性血精症中西醫綜合治療臨床分析〉，《新中醫》，1994，(11)：
38。

溫水坐浴20分鐘，日1次。

【臨床療效】21例中顯效14例，有效6例，無效1例。

【經驗體會】方中黃柏瀉腎火，以堅腎陰；山梔子之苦寒清三焦濕熱；熟地滋補肝腎，龜甲育陰潛陽，共奏滋水制火之功；生黃芪、丹參、旱蓮草助肝腎之生精固瀉，生黃芪還長於內托解毒；蒲公英、敗醬草、生甘草清熱解毒；車前子利尿，燈心草引熱下行，再佐以旱蓮草、茜草涼血之品，甘草調和藥性。諸藥配合，達滋腎補氣，清熱利濕，涼血固精之功效，使血精自止。

6. 寧血安精湯 ❷

【藥物組成】生黃芪20克，黃柏、牛膝、茜草各12克，熟地、旱蓮草、女貞子、小薊、車前子、蒲公英各15克，生甘草6克。

【加減變化】陰虛火旺型症見精液色紅量少，痛性射精，早泄，伴腰膝疲軟，頭暈耳鳴，會陰部隱痛，心煩失眠，潮熱盜汗，舌紅少苔，脈細數者加知母、山梔子、丹皮各12克，龜板15克；下焦濕熱型症見精液色鮮紅、量多，伴射精疼痛及早泄，尿頻，尿痛，尿黃，少腹、腰、會陰疼痛，口苦咽乾，或有發熱惡寒，舌紅、苔黃膩，脈弦滑數者加龍膽草、山梔子、木通各12克，白茅根30克；脾腎兩虛型症見精液淡紅，腰膝疲軟，神疲乏力，性慾減退，失眠多夢，納少便溏，舌淡苔薄白，脈沈細者加歸脾丸；瘀血阻絡型症見精液色黯紅，或有血塊，會陰部刺痛，或有外陰部外傷史，舌質紫黯或有瘀斑、瘀點，脈澀者加桃仁、紅花、川芎各12克，三七粉（沖）4克。

【功效】滋腎固精益氣，清熱解毒化濕，涼血化瘀止血。

【適應病症】血精症。

【用藥方法】水煎服，日1劑，服藥以15天為1療程。服藥期間禁房事，調情志，禁煙酒及辛辣刺激性食物，多飲水，注意休息，輔以溫水

❷ 舒光輝，〈寧血安精湯治療血精症30例〉，《浙江中醫雜誌》，1995，(9)：404。

坐浴（水溫40℃左右，每次15分鐘，日1～2次）。

【臨床療效】30例經治療1～2個療程後，其中痊癒（症狀消失，精囊無觸痛，粘液檢查無紅血球）23例；有效（症狀改善，粘囊觸痛減輕，精液中仍有少許紅血球反覆）5例；無效（治療前後症狀無明顯改變）2例。總有效率93.3%。治療天數最長者32天，最短者3天，平均14.5天。

【經驗體會】血精是精囊炎特徵，屬中醫學「血證」範疇。就臨床來看，有虛、實之分，虛證為陰虛火旺、脾腎兩虛，實證為下焦濕熱、瘀血阻絡，但以陰虛火旺者居多。蓋前陰為肝經所繫，腎所司，血精出自前陰，病本不離開肝腎，絡傷血溢為其標。據此，筆者在治療上自擬寧血安精湯，取熟地、女貞子、旱蓮草滋補肝腎益精；黃柏、女貞子瀉腎火以堅腎陰，生黃芪益氣固精攝血；蒲公英、生甘草清熱解毒，通淋止痛；車前子化濕利精排毒；旱蓮草、小薊、茜草以涼血止血兼能化瘀；牛膝一味既能化瘀補肝腎，又能引藥下行直達病所，使祛瘀而止血，止血又不留瘀，甘草調和藥性。諸藥合用，共奏滋腎固精益氣，清熱解毒化濕，涼血化瘀止血之效，標本兼治，從而達到血寧精安，血精自癒。

7.清肝止血湯 ❷

【藥物組成】白茅根30克，龍膽草、車前子各15克，生地20克，黃柏、黑梔子各10克，當歸5克，女貞子、旱蓮草各12克。

【加減變化】肝火甚見目赤口苦，煩悶易怒，會陰、睪丸明顯脹痛不適者，可加黃芩、丹皮、白花蛇舌草、木通等；腎虛明顯而出現腰膝痠軟、頭暈眼花、耳鳴、耳聾、健忘者，可加龜板、熟地、桑寄生等。

【功效】清肝瀉熱，滋陰養肝。

【適應病症】血精症病機為肝腎虧虛，加房室不潔，濕熱穢濁之邪擾精室而致。

【用藥方法】水煎服，日1劑。

---

❷ 曾偉剛等，〈清肝止血湯治療血精12例〉，《新中醫》，1996，(3)：54。

【臨床療效】共治12例，7例5劑而癒，5例10劑而癒。治癒率100%。

【經驗體會】血精多由於房事過度，肝腎虧虛，加上房事不潔，濕熱穢濁之邪襲擾精室而成，故治療既要清瀉肝火，又應兼顧腎陰。肝經抵少腹，繞陰器，肝經有熱則循經下注，灼傷陰絡，故方中以龍膽草、山梔為君，清瀉肝膽之火，配以黃柏入下焦，可加強其瀉濕熱之力；熱灼陰津，則肝腎陰虧，故以旱蓮草、女貞子、生地等滋腎養肝，諸藥共用，則熱去陰生而血止。

8.止血益精湯 ㉕

【藥物組成】白茅根13克，小薊、側柏葉、茜草根各12克，旱蓮草、女貞子、熟地黃、車前子各15克，黃柏12克，白花蛇舌草20克，牛膝9克，甘草6克。

【功效】清熱止血，滋陰益精。

【適應病症】血精症。

【用藥方法】每日1劑，水煎分2次服。重症每日可服2劑，10劑為1個療程，一般服用1～2個療程。

【臨床療效】治療32例，其中痊癒（症狀消失，精液檢查無紅血球）25例；好轉（症狀基本消失，精液檢查仍有少許紅血球）6例；無效（治療後症狀無明顯改變）1例。總有效率96.9%。治療天數最短者4天，最長者18天，平均9.5天。

【經驗體會】血精出自前陰，屬於中醫「血證」範疇。前陰為肝經所繫，腎所司，究其原因多由肝腎陰虛，或陰虛火旺，下焦濕熱，熱盛灼傷脈絡所致。其病本在於肝腎，脈絡受灼傷血溢於外為標。止血益精湯由十灰散（《十藥神書》）、大補陰丸（《丹溪心法》）和二至丸（《六科準繩》）等方化裁而成，方中白花蛇舌草、生甘草清熱解毒，通淋止痛；黃柏苦寒瀉腎火，以堅腎陰；車前子化濕利精排毒；小薊、白茅根、側

㉕ 包書偉，〈止血益精湯加減治療血精32例〉，《醫學理論與實踐》，1997, (1): 24。

柏葉、茜草根、丹皮、旱蓮草涼血止血，且能化瘀；熟地黃、女貞子、旱蓮草滋補肝腎益精；牛膝既能補肝腎，又能引藥下行直達病所；甘草調和藥性。諸藥合用，共奏清熱止血，滋陰益精之功。

9. 石葦生地湯 ❷⑥

【藥物組成】石葦、生地各60克，黃柏炭20克，鳳尾草、女貞子、貫眾炭、生石膏、刺猥皮各30克，炒丹皮、旱蓮草、知母、牛膝炭各10克，血琥珀粉12克（吞服）。

【加減變化】陰虛火旺而口乾欲飲，面顴烘熱者加龍膽草、焦山梔、潼木通各10克；陰虛火旺，濕熱下注而小便澀痛，排精澀痛，苔黃膩、舌紅者加龍膽草、魚腦石（吞服）各10克，蒼朮、生苡仁各20克；腎氣不足，精關不固，有手淫史，滑血精或遺血精，頭昏頭脹，健忘，舌質胖嫩，脈細弱者去生石膏、丹皮、知母、黃柏炭、牛膝炭，加刺猥皮60克，益智仁、鹿角片、芡實米、山萸肉、菟絲子、山藥、河車粉各10克，桑寄生、桑螵蛸各20克。

【功效】滋腎育陰、涼血通淋。

【適應病症】血精症。

【用藥方法】日1劑，水煎服。

【臨床療效】治療117例，其中痊癒（連續服藥1月，在服藥期間禁房事，有手淫惡習必須徹底改正，隨訪2個月未發者)104例，占88.8%；無效（連續服藥2個月，禁房事與手淫仍不見效者）13例，其中11例患糖尿病，2例患前列腺癌。

【經驗體會】經曰:「精血同源」。生殖之精由血化生，腎藏精，腎氣不足，精關不固，動精傷血，故血精出。從病史上分析，凡有手淫史或有酗酒入房史患者,發病率較高；從年齡上，26～35歲青年人占67.5%，有些年輕人生活放縱不羈，經常酗酒，醉而入房，暗傷腎氣，竭奪腎精，

---

❷⑥ 尤仲偉，〈石葦生地湯治療血精117例〉，《陝西中醫》，2000，(4)：160。

使腎精虧，血絡傷，出現血精。《素女經》曰：「七損謂血疾，血疾者，力作疾行，勞因汁出，因以交合，俱已與時……連施不止，血枯氣竭，……精變為血。」說明縱情恣慾，耗傷腎精，血精竭盡，精變為血也。巢氏《諸病源候論》曰：「此勞傷腎氣故也，腎藏精，精者血之所成也，虛勞則生七傷六極，氣血俱損，腎家偏虛，不能藏精，故精血俱出也。」治癒血精，必須徹底改正手淫、酗酒入房的惡習，節制房事，這是三個重要的要素。自擬石葦生地湯中生地、女貞子、丹皮、知母、黃柏滋陰涼血而退虛火；石葦、鳳尾草清熱解毒；貫眾炭、旱蓮草、刺猬皮涼血止血；牛膝炭、血琥珀利尿通淋，補腎而引藥下行。全方共奏滋腎育陰，解毒通淋，涼血止血的功效。藥症對應，故收效卓越。

二、龜頭包皮炎

龜頭炎指龜頭粘膜的炎症，而包皮炎是指包皮及其粘膜面的炎症，包皮炎與龜頭炎常同時存在，統稱為龜頭包皮炎，是由於包皮過長包皮垢刺激或各種感染等因素而引起，可表現為局部水腫性紅斑糜爛、滲出及出血，繼發感染可形成潰瘍，並有膿性分泌物，自覺疼痛，行走不便等症。本病屬於中醫的「疳瘡」範疇，治療常採用清熱利濕，除穢解毒法。

1. 消風散 ❷

【藥物組成】荊芥、防風、通草、蟬衣、苦參、炒蒼朮、當歸、知母各10克，生地15克，生石膏20克，白殭蠶、甘草5克。

【加減變化】如血熱明顯者，加丹皮10克以清熱涼血；濕熱明顯者，加地膚子、蛇床子各15克以清熱利濕；血燥者，加胡麻仁10克以養血潤燥。

---

❷ 王炳炎等，〈加減消風散治療龜頭包皮炎90例〉，《浙江中醫雜誌》，1993，(5)：212。

【**功效**】疏風清熱，燥濕止癢。

【**用藥方法**】每日1劑，水煎分2次服。治療5天為1療程。如果局部有滲液等分泌物，不論多少，則用每劑中藥的第三煎，濕敷1次，每次30分鐘。濕敷以後，局部擦上雙料喉風散，用消毒紗布包紮即可。

【**臨床療效**】治療90例，其中1個療程痊癒者82例，2個療程痊癒者8例，均獲全功。

【**經驗體會**】龜頭包皮炎屬中醫中「龜頭腫痛」、「陰瘡」、「下疳」等病範疇，多因肝經濕熱下注、包皮過長或不潔性交等引發。如鄒五峰在《外科真詮》中說：「龜頭腫痛，有因肝經濕熱下注者，其腫紅脹，宜內服加減瀉肝湯……。有因嫖妓戀童，治染穢毒，其腫紫黯，上有黃衣，溺管必痛，小便淋灑，……治法以散毒為主。」故選用疏風清熱、燥濕止癢的消風散治療，全方又不過於苦寒，胃氣較弱的患者同樣能夠接受治療。局部有滲出者，配合消風散濕敷和雙料喉風散外擦，與內服之藥相輔相成，因此奏效快，治癒率高。

2.大黃蒺藜湯 ㉘

【**藥物組成**】大黃30克，白蒺藜24克，赤芍10克，苦參、地膚子、薏苡仁各20克，荊芥、防風各10克，黃柏、蚤休各15克。

【**功效**】清熱解毒，除濕止癢，理血消疹。

【**用藥方法**】上藥一煎20分鐘，二煎30分鐘，兩煎液混合後放容器內，待適溫後將包皮上翻，暴露龜頭，置藥液中浸泡，每次20分鐘，每日2～3次。病程長、潰瘍重者，取一煎藥液浸泡患部，二煎藥液分2次內服，日1劑。

【**注意事項**】浸泡時勿讓陰莖勃起，藥溫度不宜過高，以35～40℃為宜，以免燙傷。浸泡後毋需擦拭，自然晾乾為宜。務將包皮上翻，暴露龜頭，以不利細菌繁殖。妻子患陰道炎者，必須同時治療，治療期間

㉘ 張定法，〈大黃蒺藜湯泡治龜頭包皮炎81例〉，《遼寧中醫雜誌》，1994, (2): 22。

忌房事。

【臨床療效】81例均治癒。療程最短3天，最長8天，平均6.4天。

【經驗體會】本病常見於包皮過長之人，多因不潔性交、嗜食辛辣或藥物過敏等引起。究其病機，均屬下焦濕熱。筆者體會，治療本病僅靠內服藥效果欠佳，因此，自擬大黃蒺藜湯外泡、內服。方中大黃、苦參、黃柏、蚤休、薏苡仁燥濕，清熱解毒；白蒺藜、防風、地膚子勝濕止癢；赤芍、荊芥理血消疹。合用共奏清熱解毒，除濕止癢，理血消疹之功。用時以局部浸泡為主且時間較長，使藥物充分發揮直接的局部治療作用（非一般外洗法所能比），體現了中醫學藥浴療法的優越性。

3.土茯苓湯 ㉙

【藥物組成】土茯苓30克，蒼朮10克，蒲公英20克，生地黃15克，赤芍12克，金銀花15克，黃柏10克，甘草6克。

【加減變化】若潰爛滲水者加黃芪；膿性分泌物多者加萆薢。

【功效】清熱解毒，祛濕消腫。

【用藥方法】每日1劑，水煎分2次服。同時配合外洗苦參洗方（苦參30克，黃柏30克，青蒿30克，白礬10克(兌化)，蛇床子30克，五倍子15克，蒲公英30克。加水1000ml，一煎30分鐘，濾出藥液，再將白礬研末兌入藥液使溶化，先熏後洗患處20～30分鐘，每次洗完後藥液可與原藥渣再煎15分鐘（煎前加入適量水，每日1劑，日洗3～4次。）

【臨床療效】治療50例，其中治癒（龜頭包皮症狀和體徵完全消失）48例；有效（龜頭包皮症狀和體徵基本消失，局部紅斑時隱時現）2例。治療時間，最短為2天，最長56天，平均7.8天，治癒率為96%。6個月內復發6例，復發率為12%。

【經驗體會】龜頭包皮炎屬中醫陰頭瘡、陰頭風、陰蝕瘡、濕陰瘡等範疇。從發病過程中可以看出，其內有下焦濕熱蘊結，外有毒邪直接

㉙ 岑維瑤，〈中藥治療龜頭包皮炎50例〉，《廣西中醫藥》，1994，(2)：18。

侵入陰莖肌腠，引起急性發作。臨床表現多為實熱之候。本組病例包皮過長占82%，由於包皮過長穢濁物留滯其間，易為毒邪所乘；另一方面由於房事不潔而誘發者占70%，不潔性交導致本病的發生，在臨床中也比較普遍。治療多以清熱瀉火，涼血化瘀，勝濕消腫等法。本方重用土茯苓，蒲公英清熱解毒，利濕消腫；配以蒼朮、黃柏直達下焦；生地黃、赤芍、金銀花、甘草涼血解毒，共奏清熱解毒，祛濕消腫之功，效果較好，臨床上結合外治，相得益彰；因外治時藥力直接作用於患處，容易取效，內外並治，可提高治癒率，對復發病例採用本法治療同樣獲得痊癒。

4. 化腐生肌散 [30]

【藥物組成】大黃、黃柏各50克，乳香、沒藥各10克，冰片、血竭各5克，兒茶3克。

【功效】清熱消腫，消腫止痛。

【用藥方法】各藥研成細末，裝瓶備用。用時取5～10克為1劑，先用0.9%的生理鹽水或0.2%的高錳酸鉀溶液將皮膚粘膜上的分泌物及膿汁沖洗乾淨後，用消毒棉籤將藥粉撒於患處，1日數次，如有滲出液反覆撒藥，待患處結痂有裂紋時，可用麻油調成糊狀塗於患處，1日2～3次，至乾痂脫落痊癒為止。切記不可強行撕痂，療程3～7天。

【臨床療效】經治療後，包皮或龜頭處紅斑消退，無滲出液或膿性分泌物，乾痂脫落後皮膚或粘膜光潔如初，患處無疼痛及不適的感覺為治癒。32例患者全部治癒，最短治療3天，最長7天。

【經驗體會】化腐生肌散用於治療龜頭包皮炎療效顯著，方中大黃、黃柏有清熱消腫之功效，對各種細菌有較強的抑制和抗菌作用；乳香、沒藥、冰片有消腫止痛、防腐作用；血竭、兒茶有收斂、生肌、定痛的作用。諸藥合用可使疼痛止，減少滲出，不再有膿汁為生。局部迅速結痂後加麻油調可消熱潤膚，使乾痂濕潤自落。故此方在使用中見效快，

---

❸⓿ 陳蘭秀，〈化腐生肌散治療龜頭包皮炎32例〉，《新中醫》，1997，(1)：43。

療效滿意。

5. 苦黃湯 ❸

【藥物組成】苦參、黃柏、紫草、明礬（研末兌入）各15克，生大黃、白鮮皮、生地榆、苦楝根皮各20克，土茯苓、蒲公英、馬齒莧（鮮品40～60克）各30克。

【用藥方法】用水1500～2000ml，將藥浸泡20分鐘後，煎沸30分鐘，連同藥渣倒入大小適中容器內，再放入明礬末攪勻，待藥液溫涼後浸漬坐浴患處15～20分鐘，用紗布輕洗後，擦乾局部皮膚。

【功效】清熱解毒，祛濕止癢，生肌斂瘡。

【臨床療效】痊癒標準為陰莖皮膚、冠狀溝及龜頭無紅腫、疼痛搔癢，皮損消失，隨訪2週內無復發者。46例患者1療程痊癒者12例，2療程痊癒者21例，3療程痊癒者11例，其中2例患者因外出打工中斷觀察。治癒率95.7%。

【經驗體會】陰莖頭包皮炎屬中醫疳瘡、下疳、龜頭腫痛範疇。臨床表現以包皮、冠狀溝、龜頭充血水腫、搔癢、灼熱、疼痛，繼而糜爛或形成潰瘍等為特徵。其病因多由包皮過長或狹窄，垢濁蘊結，以及不潔性交，感染淫毒，或濕熱下注，穢濁瘀聚，蝕損肌膚而發。本病除非特異性感染外，亦可是其他疾病的結果，多數病例革蘭染色塗片可找到克雷嗜血桿菌，接觸性傳染較強。苦黃湯中苦參、黃柏、土茯苓、生大黃、馬齒莧、白鮮皮、苦楝根皮清熱燥濕祛瘀；紫草、蒲公英清營解毒消炎；生地榆、明礬止癢斂瘡；輔以清熱解毒、活血化瘀、去腐生肌之馬應龍麝香痔瘡膏外擦，共奏清熱解毒、祛濕止癢、生肌斂瘡之功效。據現代藥理研究，上述藥物具有抗菌消炎，改善局部血運，促進炎症吸收，抑制炎性細胞增生、滲出和出血，從而起到消除症狀，癒合潰瘍的

---

❸ 黃守正，〈自擬苦黃湯外治陰莖頭包皮炎46例〉，《安徽中醫臨床雜誌》，1998，(3): 152。

治療效果。本病平時應忌煙酒及恣食辛辣食品，保持會陰部清潔衛生；若包皮過長者，應作包皮環切術，以防患於未然。

三、睪丸鞘膜積液

正常情況下，鞘膜腔內僅有少量滲出與吸收平衡的液體，當鞘膜本身或鄰近器官出現病變，滲出與吸收不平衡等，或腹膜的鞘狀突未完全閉鎖，腹腔內的液體可以進出於鞘膜腔時，就形成鞘膜積液。現代醫學把睪丸鞘膜積液分為原發性（特發性）和繼發性（症狀性）鞘膜積液兩種。原發性睪丸鞘膜積液原因未完全明瞭，病程進展緩慢，病理檢查常見鞘膜呈慢性炎症反應，可能與慢性損傷、炎症有關，還可能與先天因素有關。繼發性睪丸鞘膜積液則有原發疾病如急性睪丸炎、附睪炎、精索炎等，刺激鞘膜滲出增加，造成積液。本病可發生於任何年齡，熱帶地區比較多見，屬於中醫的「水疝」範疇，多因外感寒濕、濕熱下注、臟器虛損、肝經氣滯等導致水濕下注，積聚陰囊而成，其治療可根據病因病機的不同分別採用清熱利濕、溫化寒濕、疏肝理氣、健脾補腎利水等治法。

1. 健脾化痰湯 ❸

【藥物組成】黨參、白朮、澤瀉、穀麥芽、製半夏各9克，陳皮4.5克，炙甘草3克，牡蠣（先煎）30克，逍遙丸9克（包煎）。

【加減變化】如舌苔厚膩，用香砂六君湯健脾化痰燥濕；納滯口氣重者加保和丸9克（包煎）消食；大便乾結者，加全瓜蔞9克潤腸；舌苔花剝陰虛者加白芍、當歸各9克養陰柔肝；如果好哭吵易發脾氣致睪丸鞘膜積液增多者，加柴胡3～4.5克，加強其疏肝理氣之力。

【功效】健脾化痰，疏肝理氣。

【用藥方法】每週服5帖，每月20帖。

---

❸ 任仕裕，〈33例睪丸鞘膜積液臨床小結〉，《上海中醫藥雜誌》，1988，(6): 4。

【臨床療效】33例患兒服藥後睪丸鞘膜積液全部吸收，服藥1個月內痊癒16例，2個月內痊癒9例，3個月內痊癒6例，6個月內痊癒2例。治癒後6個月隨訪，未見復發。

【經驗體會】睪丸鞘膜積液屬中醫「水疝」範疇。本病多由先天不足，腎的氣化不利，水液下注而成；因脾胃虛弱，津液輸佈失司，肝失疏泄，氣機失調，水濕循肝經積聚於陰器；再者，脾主濕，腎主水，兩臟之虛，為生痰之源。故治療宜健脾化痰，疏肝理氣，選用健脾化痰湯，將原方中的茯苓易為穀麥芽、澤瀉各9克，其健脾利水效果較佳；陳皮、半夏化痰；佐牡蠣收斂；逍遙丸能氣血雙調、肝脾同治。治療效果與病程長短成正比。為此，如果睪丸鞘膜積液不能自癒者，用中藥治療宜早。考慮到先天性疾病與「腎」有關，故在治療時加入補腎類藥物。

2.甘遂甘草湯 ㉝

【藥物組成】甘遂、枳殼、赤芍、昆布各10克，甘草5克。

【功效】利水散結。

【用藥方法】每日1劑，水煎分2次服。

【臨床療效】用甘遂甘草湯治癒7例小兒睪丸鞘膜積液，一般2劑後腫脹開始縮小，一週左右積液可完全吸收。

【經驗體會】睪丸鞘膜積液屬中醫「水疝」、「陰腫」範圍。本病多因先天不足，脾失健運或腎虛氣化不利，三焦水道氣機不暢，外受寒濕之邪而致經隧之水停滯。治療採用利水散結，運通脾腎之法，藥用甘遂以逐經隧之水，輔以行氣消瘀散結健脾之品，而獲痊癒。甘遂與甘草屬「十八反」之例，但經臨床運用無一例出現不良反應。

3.暖肝化濁湯 ㉞

【藥物組成】荔枝核、炒小茴、炒橘核、小青皮、川楝子、川朴、

㉝ 劉東奎等，〈甘遂甘草湯治療小兒睪丸鞘膜積液〉，《四川中醫》，1990, (7): 20。

㉞ 潘柏青，〈暖肝化濁法治療小兒睪丸鞘膜積液38例〉，《浙江中醫雜誌》，1996, (5): 211。

木通、萆薢。

【加減變化】畏寒者加桂心；濕明顯者加蒼朮、米仁；病久者加丹參，納差者加焦曲、山楂。

【功效】暖肝化濁，理氣散結。

【適應病症】小兒睪丸鞘膜積液。

【用藥方法】每日1劑，分2次煎服，每煎藥量為80ml左右。服藥困難者可分3～4次服用。

【臨床療效】凡睪丸腫脹消退，與健側等大，透光試驗轉陰者，即為治癒。所收治的38例患者中，除1例年幼服藥困難，家長不願配合，中途終止治療外，其餘37例全部治癒。其中服藥時間最短者為14天，最長者28天，平均20天左右，隨訪1年，無1例復發。

【經驗體會】小兒睪丸鞘膜積液，屬中醫「水疝」範疇。《幼幼集成》謂本病「有腫而不痛，由中濕所致，卵雖腫而無熱，腹不痛」，又曰「邪客於足厥陰之絡」、「故疝氣者，寒邪結聚而成也」。認為本病的病機是寒邪結聚足厥陰之絡。筆者結合臨床所見，本病大多病位在腎（中醫稱睪丸為「外腎」），病變在肝，寒濕濁邪侵入厥陰，以致肝經氣血不和，絡脈鬱阻，肝經繞陰器而過，睪丸又位陰器之末，寒濁之邪更易凝聚。「結者散之」，「寒者熱之」，故施暖肝化濁，理氣散結法治之，方中荔枝核入肝腎，可散滯氣，避寒邪；小茴香疏肝理氣，溫腎祛寒；橘核行氣散結；川楝子、小青皮利氣疏肝；厚朴理氣燥濕；木通、萆薢利下焦濕濁。全方辛溫居多，善走肝經，辛者能散能疏，溫者祛寒暖肝，兼可祛濕，寒濕之邪疏散，厥陰氣血調和，睪丸腫脹自消。

4.加味五苓散 ㉟

【藥物組成】白朮、豬苓、茯苓、澤瀉、橘核、小茴香、川楝子各10克，桂枝6克，肉桂2克。

㉟ 劉衛，〈加味五苓散治療睪丸鞘膜積液20例〉，《湖南中醫雜誌》，1998，(2)：44。

【功效】除水濕，祛寒邪。

【用藥方法】每日1劑，水煎分2次早晚溫服。15天為1療程，連服2～3個療程。

【臨床療效】治療20例，治癒（臨床症狀及體徵消失，積液消失）12例；有效（症狀改善，積液減少，陰囊腫大明顯縮小）5例；無效（症狀體徵無改變）3例。總有效率為85%。

【經驗體會】睪丸鞘膜積液主要表現為陰囊腫大如水晶，不紅不熱，有墜脹感，且與平臥、站立時體位改變無關，與《儒門事親》中之「水疝」描述相似，其因不外水濕、風寒濕邪所致。余師其法，以二苓、澤瀉淡滲利濕以行水；白朮健脾燥濕以制水，桂枝溫經通陽以化水；橘核消腫散結，善於行氣以治疝；川楝子、小茴香理氣溫腎以祛寒；少佐肉桂以資膀胱氣化，使小便通暢，引導水濕從下竅而出。全方具有除水濕、祛寒邪之功效，故能收到滿意療效。

5.水疝湯 ❸❻

【藥物組成】牽牛子3克，茯苓12克，豬苓15克，車前子10克（包），薏苡仁30克，澤瀉15克，小茴香6克。

【加減變化】小便清長，陰囊寒冷者加肉桂5克，炮附子9克（先煎）；小便黃熱，陰囊濕熱者，加木通12克，黃芩12克；有外傷史者，加蘇木、澤蘭、雞血藤各15克。

【功效】瀉利水濕。

【適應病症】睪丸鞘膜積液，症見陰囊內有腫物，質軟，有彈性感，觸不到睪丸，自覺有下墜感，透光試驗陽性。

【用藥方法】每日1劑，水煎分2次服。

【臨床療效】服藥6～12劑，12例積液全部消失。

【經驗體會】睪丸鞘膜積液屬於中醫水疝，由不同原因導致局部水

---

❸❻ 朱凌平等，〈自擬水疝湯治療睪丸鞘膜積液〉，《內蒙古中醫藥》, 1998, (2): 32。

液代謝失衡，水液停蓄。中醫治療以利水為主，筆者自擬「水疝湯」瀉
利水濕，並根據患者的不同兼症適當加減用藥，對睪丸鞘膜積液療效迅
速而可靠。

四、陰囊濕疹

陰囊濕疹，為男科常見病之一，是一種陰囊變應性皮膚炎症，臨床
以陰囊劇烈搔癢，出現紅斑、丘疹、水皰、膿胞、糜爛、滲出、結痂、
肥厚、鱗屑等多形性皮損，反覆發作，遷延不癒為特徵，有急性和慢性
之分。俗稱「繡球風」，屬中醫「腎囊風」範疇。多由風邪濕熱蘊結，留
戀不解，或久病耗血，血虛生風化燥所致，臨床治療多宗清熱祛濕，養
血祛風法。

1.蛇床子湯 ❸❼

【藥物組成】蛇床子60克，苦參、明礬、威靈仙各15克，地膚子24
克，黃柏20克，冰片10克，白鮮皮、透骨草各30克。

【加減變化】滲液明顯加石榴皮15克，五倍子20克；紅腫疼痛加蒲
公英、蚤休各30克；搔癢明顯加艾葉10克，花椒15克。

【功效】祛風勝濕，解毒止癢。

【用藥方法】上述藥物煎取藥液，每煎1次加冰片5克，熱熏洗陰囊
處10～20分鐘，待藥稍涼後，徐徐洗皮損處，每日1劑，早晚各1次。並
囑忌食海鮮發味及辛辣食物。

【臨床療效】治療240例，其中治癒（陰囊處搔癢及皮疹完全消失，
且半年內未復發）199例；好轉（陰囊搔癢及皮損基本消失，偶有復發）
32例；無效（搔癢與皮疹同治療前）19例。總有效率為92%。

【經驗體會】陰囊濕疹相當於中醫的腎囊風，因肝經循少腹，絡陰
器，故風濕入侵，蘊伏膚腠，內不得通，外不得泄，常循肝脈壅滯於陰

---

❸❼ 司在和，〈加味蛇床子湯治療陰囊濕疹240例〉，《江西中醫藥》，1990, (6): 21。

器毛際，發為腎囊風。方中主以蛇床子，配合苦參、地膚子清利肝經濕熱；威靈仙性善走竄，祛風勝濕之力較強；白蘚皮、透骨草祛風解毒止癢；黃柏苦寒燥濕；明礬收斂固澀；冰片清涼止癢。諸藥外用於患處，直接作用於病損處，使濕邪祛，風邪散，搔癢止，而收祛風勝濕、解毒止癢之功。

2. 苦參祛濕解毒湯 ❸

【藥物組成】苦參38克，土茯苓30克，萆薢10克，黃柏10克，赤芍10克，紅花6克，蟬蛻6克，白蘚皮12克，當歸15克，生地10克，地膚子12克，甘草6克。

【加減變化】癢甚者加全蠍3克，殭蠶10克；失眠重者加合歡皮12克，夜交藤15克；滲液多者加蒼朮10克，薏苡仁20克。

【功效】祛濕清熱，解毒祛風。

【用藥方法】每日1劑，每劑煎3次，第1、2次煎出液分2次內服，第3次煎煮時在上藥內加白礬30克一同煎煮，煎的時間不要太長，煎沸後文火熬15分鐘即可，待藥液冷卻至35～40℃時，取藥液浸洗患處，每次浸洗15～20分鐘，每日1次，7天為1療程。

【臨床療效】13例患者，除1例未復診（調離本市，效果不明）外，餘12例全部治癒（搔癢停止，陰囊皮膚恢復正常）。療程最長者35天，最短者14天，平均22天。

【經驗體會】陰囊濕疹發病率較高，病人之痛苦莫可言狀。根據發病的部位及症狀結合中醫的理論分析，此症為濕熱風毒入侵，聚結於局部所致。因此治療時重用苦參配以土茯苓、黃柏清熱解毒；萆薢滲濕；蟬蛻、白蘚皮、地膚子祛風止癢；考慮到此症多病程日久，濕熱邪戀導致血絡瘀阻，因此伍當歸、生地、赤芍、紅花涼血活血，取「治風先治

❸ 吳邦國，〈苦參祛濕解毒湯內服外洗治療陰囊濕疹13例〉，《湖南中醫雜誌》，1992，(6)：29。

血，血行風自滅」之意；甘草調和諸藥。諸藥合奏有祛濕清熱、解毒祛風之功，因而能受到滿意的療效。

3.六皮湯 ㉞

【藥物組成】地骨皮30克，白蘚皮30克，土槿皮15克，牡丹皮15克，鮮石榴根皮50克，黃柏30克。

【加減變化】急性期者加苦參30克；合併感染者加蒲公英30克；慢性期者加蛇床子30克，芒硝30克。

【功效】清熱除濕，涼血活血，殺蟲止癢。

【用藥方法】以清水3000ml，煎取藥汁2000ml，盛於盆中，熱坐於盆上，熏蒸陰囊部位。待藥汁溫度與體溫相近時，即坐於盆中，浸洗陰囊，每次30分鐘，每天早晚各1次。10天為1療程，觀察2個療程，治癒後隨訪1個月，每次坐浴後，以滅菌敷料拭乾，擦以爐甘石洗劑；忌搔抓、揉搓，搔癢甚時，以爐甘石洗劑外擦；保持心情舒暢，睡眠充足；忌食辛辣、海鮮、燥熱等刺激性食物。

【臨床療效】治療47例，其中痊癒（陰囊搔癢、皮損消失，1個月內無復發）35例，占74.5%；有效（陰囊搔癢減輕，可以忍受，皮損消失或好轉，或痊癒後1個月內復發者）11例，占23.4%；無效（陰囊搔癢、皮損無好轉或加重）1例，占2.1%。總有效率97.9%。

【經驗體會】《醫宗金鑑·外科心法》認為，腎囊風是「由風濕外襲而成」，肝經素有濕熱，外受風邪，導致肝經所屬的陰囊局部經絡阻塞，氣機不暢，而發為搔癢，治療應以局部外治為主，宜清熱利濕，祛風止癢。六皮湯以白蘚皮清熱除濕止癢；地骨皮清熱涼血；土槿皮清熱殺蟲止癢；牡丹皮活血涼血兼能解毒；石榴根皮收斂殺蟲止癢；黃柏瀉火毒去濕熱。六藥合用，共奏清熱除濕、涼血活血、殺蟲止癢之效。使濕熱得清，經絡氣機通暢而搔癢得止。急性者加苦參以祛風止癢；合併感染

㉞ 黃顯勳，〈六皮湯熏洗治療陰囊濕疹47例〉，《中醫外治雜誌》，1996，(1)：9。

者加蒲公英解毒祛濕；慢性者加蛇床子燥濕止癢，芒硝軟堅散結。觀察結果表明，六皮湯熏洗治療陰囊濕疹具有較好的療效。

4. 吳柏膏 ❹

【藥物組成】吳茱萸80克，黃柏80克，苦參60克，枯礬20克，醋適量。

【功效】清熱解毒，祛風燥濕，殺蟲止癢。

【用藥方法】上四味研極細末，過120目篩，混勻，放瓶內貯存備用，取上藥粉適量，用凡士林調成膏狀，外敷患處，每日2～3次。

【臨床療效】 86例中，治療2～5次痊癒32例，6～10次痊癒49例，顯效5例，總有效率100%。

【經驗體會】吳柏膏方中黃柏清熱解毒、收濕斂瘡、殺蟲止癢；吳茱萸現代藥理探討對多種皮膚真菌有抑制作用，所以能抗菌、消炎；枯礬清熱解毒、祛風燥濕；苦參清熱燥濕、殺蟲止癢；醋收斂、殺蟲止癢、消腫止痛。諸藥合用，共奏清熱解毒、祛風燥濕、殺蟲止癢、消腫止痛等功能。從現代藥理研究來看，本方有廣譜抗菌、消炎、抗病毒的作用，從而達到消除炎性病變。

5. 加味瀉心湯 ❹

【用藥組成】大黃（後下）、黃芩、黃連各10克，地膚子、白蘚皮各15克，柴胡6克。

【加減變化】濕熱下注型加黃柏、訶子各10克，烏梅15克；傷陰耗血型加玄參30克，當歸、丹參各15克；風濕浸淫型加荊芥、苦參各10克；肝經風熱型加白蒺藜15克，防風10克。為外用：濕熱下注型用自擬瘍毒散（滑石30克，甘草5克，黃柏、地榆各15克。共為細末，滲液多者乾撒，無滲液或滲液少者香油調塗，日1次）；傷陰耗血型用五倍子膏；風濕浸

---

❹ 金徐亮等，〈自擬吳柏膏治療陰囊濕疹86例〉，《中醫外治雜誌》，1996, (2)：47。

❹ 馬玉德，〈瀉心湯加味治療陰囊濕疹63例〉，《陝西中醫》，1997, (2)：62。

淫型和肝經風熱型用皮癬膏。

【功效】清心火，平肝熱，燥濕解毒。

【用藥方法】日1劑，水煎早、晚分服，藥渣煎水適量外洗。

【臨床療效】治療63例，其中痊癒（搔癢消失，皮損消退，皮膚潔淨，停藥1年未復發者）51例；顯效（搔癢消失，皮損基本消退，停藥1年內復發者）5例；有效（搔癢減輕，皮損好轉者）3例；無效（症狀無改善或加重者）4例，總有效率93.6%。

【經驗體會】陰囊濕疹雖分數型論治，但以濕熱下注最為多見，究其因，責之心、肝，蓋心主火，陰囊為肝之經脈所過之處，心肝熱盛，血分毒旺，故皮損色紅，又熱盛則腐肉為膿，故一旦罹患則最易腐爛，針對病機，立清心火，平肝熱，燥濕解毒之法。瀉心湯中三黃清熱燥濕解毒佳品，主清心火；白蘚皮、地膚子、柴胡清肝瀉熱而祛風除濕止癢，柴胡又引藥歸經。諸方合用，清心火，平肝熱，又外用藥亦清熱燥濕，解毒斂瘡，故內外合治，雙管齊下而療效顯著。

6. 苦參湯 ❷

【藥物組成】苦參60克，地膚子、蛇床子、蒼耳子、五倍子、黃藥子各30克。

【功效】疏通血脈，消腫止痛，祛濕解毒，潤膚止癢。

【用藥方法】將上藥加水1500ml，用砂鍋煎成湯，濾藥液，乘溫熱（以不燙手為宜）外洗患處，早晚各1次，每次30分鐘，5天為1個療程，連續治療3個療程。

【臨床療效】筆者用本方治療陰囊濕疹，取得滿意療效。

【經驗體會】陰囊濕疹中醫稱「腎囊」、「繡球風」。本病多因肝經濕熱下注，凝聚陰囊所致，筆者根據陰囊濕疹的臨床表現，自擬苦參湯外洗，方中苦參清熱燥濕，殺蟲，具有治陰瘡濕癢之功；地膚子去皮膚中

---

❷ 孫立愛，〈苦參湯治療陰囊濕疹報告〉，《河北中醫》，1997, (6)：24。

之積熱，又除皮膚外之溫癢；蒼耳子與蛇床子同伍，助祛風燥濕，殺蟲
止癢之效；用五倍子收斂生津，濡潤肌膚；黃藥子涼血解毒，消腫止痛。
諸藥相配，共奏疏通血脈，消腫止痛，祛濕解毒，潤膚止癢之功。

7. 萆薢苦參湯 ❹

【藥物組成】萆薢10克，苦參10克，銀花10克，連翹10克，野菊花
10克，車前草15克，澤瀉10克。

【加減變化】搔癢甚者加白蘚皮、地膚子；焮熱疼痛者加黃芩、黃
柏；滋水淋瀝者加木通、茯苓；大便乾結者加生大黃；大便溏薄加淮山
藥、白扁豆。

【功效】清熱利濕。

【用藥方法】上藥煎汁內服，1日1劑，藥渣再煎外洗患處。

【臨床療效】治療45例，均獲治癒。其中用藥3劑治癒者12例，占
26.7%；4～6劑痊癒者20例，占44.4%；7～10劑痊癒者10例，占22.2%；
10～15劑痊癒者3例，占6.7%。治癒率100%。

【經驗體會】陰囊濕疹是由於肝腎濕熱下注，濕熱相搏，滯留腎囊
肌膚，則癢痛交作，滋水淋瀝，故治以清熱利濕，方中苦參、銀花、連
翹、野菊花清熱解毒；萆薢、車前草、澤瀉利水通淋。諸藥合用，共奏
清熱利濕之功效，故臨床應用獲得滿意療效。

8. 加味龍膽瀉肝湯 ❹

【藥物組成】龍膽草10克，澤瀉10克，木通10克，當歸10克，柴胡
10克，黃芩10克，梔子10克，車前子10克（布包），苦參15克，蒼朮15克，
白蘚皮15克，地膚子15克，生大黃6克，甘草6克，生地黃20克。

【功效】清利濕熱。

---

❹ 任新勝，〈萆薢苦參湯治療陰囊濕疹45例〉，《實用中醫藥雜誌》，1997，(6)：13。
❹ 呂以培，〈龍膽瀉肝湯加味治療急性陰囊濕疹29例〉，《廣西中醫藥》，1998，(1)：
37。

【適應病症】陰囊濕疹，臨床表現為患處劇癢，可見密集點狀紅斑、丘疹和丘皰疹，基底潮紅腫脹，有滲出，部分有點狀糜爛及結痂，邊界不清。

【用藥方法】每日1劑，水煎分2次服，藥渣煎水外洗患處。連續治療1週為1療程，治療1～3個療程。

【臨床療效】29例經1～3個療程治療，全部痊癒，用藥最少9劑，最多20劑。

【經驗體會】中醫認為急性濕疹主要與濕邪有關，濕可蘊熱，發為濕熱之症；且陰部係肝經循行部位，故方選龍膽瀉肝湯為主，取其瀉肝膽經濕熱之實邪，合用苦參、白鮮皮等增強其利濕止癢的作用。現代藥理研究證明，龍膽草、當歸有較強的免疫抑制作用；柴胡、蒼朮、地膚子、梔子、白蘚皮有抗過敏作用；龍膽草、生地黃、木通、黃芩、生大黃、苦參、澤瀉、車前子均有較強的抑制真菌、殺滅或抑制細菌的作用。諸藥共奏阻斷或抑制變態反應某些環節之功，並防止感染。

9.祛毒止癢湯 [45]

【藥物組成】五倍子15克，蒲公英30克，川椒10克，苦參15克，防風15克，芒硝30克，黃柏15克，地榆30克，蒼朮15克，赤芍15克，土槿皮20克，二花20克。

【功效】祛風除濕，殺蟲解毒。

【用藥方法】加水150ml，浸泡60分鐘，水煎至沸再煎20分鐘。去渣留用，先薰，待溫後用紗布擦洗患處30分鐘，早晚各1次，5天為1個療程。治療期間停用其他外用藥物。

【臨床療效】治療陰囊濕疹50例，其中治癒（搔癢止，紅斑、丘疹消失，不糜爛，無結痂，無鱗屑，陰囊變軟，1年內無復發）35例，占70%；

---

[45] 吳書銘，〈祛毒止癢湯薰洗治療陰囊濕疹50例〉，《河南中醫藥學刊》，1998, (4)：54。

有效（搔癢明顯減輕，局部皮膚稍粗糙，輕微紅斑，無膿皰）14例，占28%；無效（局部仍搔癢劇烈，皮損無變化）1例，占2%。

【經驗體會】陰囊濕疹為男科常見多發疾病，中醫認為致病因素為風、濕、蟲、毒，治宜祛風除濕、殺蟲解毒為主。方用防風、赤芍、芒硝、地榆祛風行血，散結清熱；二花、蒲公英合二妙散燥濕清熱解毒；五倍子、玄參、土槿皮、川椒為燥濕殺蟲之有效藥物。另外，在治療的同時注意局部衛生，穿著寬鬆。

五、陰莖硬結症

陰莖硬結症，又稱Peyronie氏病，多發於40～60歲男性，以陰莖有硬結、疼痛、痛性勃起及陰莖勃起向患側彎曲為主要臨床特點，多發於陰莖白膜與陰莖海綿之間的疏鬆結締組織中，臨床觸診硬結界限多清晰，呈橢圓型或條索型，單發或多發，大如鴿卵，小者如粟，堅硬程度不一。可伴有會陰部不適、下墜感、排尿不暢，嚴重病例可出現陽痿，影響性生活，給患者帶來很大痛苦。其發病原因目前還不清楚，對於本症的治療，現代醫學一般採用小劑量X線照射法、透熱法、離子透入法及類固醇藥物口服及局部注射法等等，效果皆不甚理想，而非保守的手術療法，多不被患者所接受。本病屬於中醫的「陰莖痰核」範疇，多因濕熱、痰濁、瘀血交結而成，臨床治療常採用清熱利濕，化痰瀉濁，活血通絡等法，取得較好療效。

1.散鬱化結湯 ❹⓺

【藥物組成】昆布15克，橘核20克，浙貝母15克，川楝子10克，當歸15克，青皮15克，郁金15克，夏枯草20克，白芥子10克，仙茅6克，枸杞子15克。

【功效】疏肝健脾，補腎散結。

---

❹⓺ 王慧生，〈散鬱化結湯治療陰莖硬結症25例〉，《河北中醫》，1996，(5)：41。

【用藥方法】上藥加水500ml，煎取200ml，早晚分服，15天為1療程。

【臨床療效】治療25例，其中痊癒（局部硬結消失，其他伴見主症、兼症消失）13例，占52％；顯效（局部硬結消失，其他伴見主症、兼症不完全消失）5例，占20％；有效（局部硬結縮小、變軟，伴見症狀不完全消失）6例，占24％；無效（硬結無變化或服藥期間繼續增大）1例，占4％。總有效率96％。療程最短3個療程，最長4個療程。其中脾虛痰聚型痊癒5例，顯效2例，有效2例；肝鬱絡阻型痊癒8例，顯效2例，有效3例；腎元虧虛型顯效1例，有效1例，無效1例。

【經驗體會】中醫認為，肝主筋，脈絡循股絡陰器，前陰為宗筋所會；腎為先天之本，開竅於二陰；脾主運化津液，功能失常，水濕不得輸佈，流竄經絡則為痰為核。所以中醫雖對該症缺乏系統論述，但從臟腑間的生理關係看，其發病機理昭然若揭，即肝、脾、腎在本症的發生發展過程中皆起著一定的作用。筆者認為，本病雖涉及肝、脾、腎三臟，但絕非獨傷一臟而成疾，它的發生是肝、脾、腎三臟在病理情況下協同作用的結果，其中以肝氣鬱滯，脾虛痰聚為發病的前提，以腎經虛弱，脈絡空虛為發病的誘因。其病理機制是：大怒或情志抑鬱不遂，加之平素脾氣虛弱，化氣行水無力，此時行房，滯氣、痰濕乘腎絡空虛夾竄宗筋，聚於陰器，守而不走，形成該症。基於此，在辨治過程中，若拘於表象的臟腑偏頗而投藥，勢必欠於周全。所以治療上當舒肝健脾，充腎散結併舉，方可效如桴鼓。散鬱化結湯中以青皮、郁金舒肝開鬱；浙貝母、白芥子行濕化痰共為君；白朮健脾益氣，以節生痰之源，當歸養血行血以安將軍之燥怒共為臣；佐以夏枯草、昆布軟堅散結，仙茅、枸杞子充腎元以溫下絡，更取橘核、川楝子獨走厥陰之妙，引諸藥直抵病所，共奏鬱解、核散之效。

2.陰莖消結湯 ❹

【藥物組成】柴胡、青皮、橘核仁、莪朮、補骨脂、半夏、白芥子

---

❹ 冷亦煊，〈陰莖消結湯治療陰莖硬結症26例〉，《陝西中醫》，1998，(10)：452。

各10克，丹參、黨參、白朮、茯苓各15克，夏枯草20克，小茴9克，肉桂4克，蜈蚣2條。

【功效】益腎溫經，健脾化痰，疏肝理氣，活血散結。

【用藥方法】水煎，每日1劑，早、晚2次服，1個月為1療程，可連服4個療程。

【臨床療效】治療26例，其中治癒（硬結完全消失）19例（其中用藥1個療程2例，2個療程7例，3個療程6例，4個療程4例）；顯效（硬結縮小50%以上）7例（均服藥4個療程）。總有效率100%。

【經驗體會】陰莖硬結症在臨床上較少見，大多沒有明顯的發病原因，個別患者發病與外傷有關。本病的發生與脾、肝、腎三臟關係較密切。本病多發生於中老年人，腎開竅於二陰，人過中年，隨著年齡的增長而腎氣漸衰，整個人體機能均減退；肝之經脈繞陰器，且肝主筋，陰莖為宗筋之所聚，肝鬱氣滯，肝經氣機不利則會影響陰莖的氣血運行；脾主運化水濕，脾虛失運，水濕不化，生痰生濕，隨經絡流注於陰莖則可導致本病的發生。本病乃脾腎陽虛，肝氣鬱滯，血瘀痰凝所致。據此自擬陰莖消結湯，方中柴胡、青皮、橘核仁疏肝理氣解鬱；補骨脂、小茴、肉桂益腎溫經散寒；黨參、白朮、茯苓健脾益氣利濕；半夏、白芥子、蜈蚣、夏枯草化痰軟堅散結；丹參、莪朮活血祛瘀；全方共奏益腎溫經，健脾化痰，疏肝理氣，活血散結之功，切中病機，故收效良好。

3.陰莖除結湯 [48]

【藥物組成】陳皮12克，半夏10克，茯苓12克，莪朮15克，三棱15克，夏枯草20克，貓爪草20克，白芥子15克，浙貝母12克，製乳香10克，製沒藥10克，川楝子12克，柴胡10克，牛膝12克，白朮10克，絲瓜絡15克。

【功效】祛濕除痰，化瘀軟堅，理氣通絡。

[48] 張寶興等，〈陰莖除結湯治療陰莖硬結症30例〉，《山西中醫》，2001，(4)：43。

【用藥方法】每日1劑，水煎服，1個月為1療程，連續治療3個療程。治療期間禁食辛辣及肥甘之品，保持心情舒暢，性生活適度。

【臨床療效】治療30例，其中痊癒（陰莖硬結消失，勃起不彎曲，不疼痛）23例；顯效（陰莖硬結變小變軟，勃起彎曲，疼痛明顯好轉）7例，全部有效。

【經驗體會】本病當責之肝、脾、腎三經相合為患。情志不遂令肝鬱氣滯，血行不暢，氣滯血瘀於陰器；縱慾無度，傷耗腎精，致陰虛而血行遲緩，血瘀於陰器；喜食肥甘，飲酒過度，損傷脾胃，蘊生痰濕，痰濕下注，凝結於陰器。治療當採用祛濕除痰、理氣通絡、化瘀軟堅法，方中陳皮、半夏、茯苓、白芥子、浙貝母、白朮健脾祛濕除痰；三棱、莪朮、夏枯草、貓爪草、製乳香、製沒藥活血化瘀、軟堅散結；川楝子、柴胡、絲瓜絡疏肝理氣通絡；牛膝引藥下行直達陰器。諸藥共奏祛濕除痰、理氣通絡、化瘀軟堅之效，與病機絲絲入扣，故收滿意之效。30例患者X線攝片檢查均未發現鈣化或骨化影，可能與患病時間較短、病情較輕有關。筆者認為，對陰莖硬結症的診斷只要具備典型症狀及體徵即可，不必強求X線檢查發現鈣化或骨化影。

六、男性乳房異常發育症

男性乳房異常發育症是指男子單側或雙側乳房肥大，乳暈下觸及盤形結節的病症，有時可伴有乳房脹痛，是臨床常見的男性乳房病，屬於中醫「乳癖」範疇。本病中醫認為多因肝氣鬱結，痰凝血瘀，或先天肝腎不足陰陽虧虛所致，治療上宜採用理氣化痰散結，或滋補肝腎，或溫補腎陽，或活血化瘀，軟堅散結等法。

1.理氣化痰逐瘀湯 ⓮

⓮ 程運文，〈理氣化痰逐瘀法為主治療男性乳房發育症50例〉，《江蘇中醫》，1990，(1)：17。

【藥物組成】柴胡、製香附、枳殼、薑半夏、浙貝母、白芥子、川芎、三棱、莪朮各10克，丹參、海藻、生甘草、生麥芽各20克。

【加減變化】濕痰明顯者，加茯苓、陳皮、製南星；熱痰明顯者，加黃芩、竹茹、陳膽星。

【功效】理氣化痰逐瘀。

【用藥方法】每日1劑，水煎2次服。同時配合使用外用方（山慈姑、黃藥子、細辛、生川烏、芒硝、生南星各10克。共研細末，用黃酒調敷患處，每日換藥1次）。

【臨床療效】治療50例，其中治癒（乳暈處腫塊消失，觸痛止，隨訪1年以上未復發者）46例，占92%；無效（經內服與外敷上述方藥1個月，病情無變化者）4例，占8%。在痊癒的46例中，30天治癒者為31例，45天治癒者為15例，平均治癒天數為37.5天。

【經驗體會】男性乳房發育症，中醫根據乳頭屬肝、乳房屬胃的理論，認為與肝胃功能失調有關。若肝氣鬱結，濕聚痰凝，與瘀血相結於乳房，則可發為本病。故筆者臨證時採用理氣化痰逐瘀法，以柴胡、香附、枳殼疏肝理氣；薑半夏、貝母、白芥子消痰泄濁；川芎、三棱、莪朮、丹參活血逐瘀；海藻消痰軟堅；生甘草調和諸藥；生麥芽不僅能消食健胃，且能疏肝理氣。外用藥具有軟堅散結、消腫止痛的作用，如此內外合用，收效較好。

2.軟堅散結湯 ❺⓪

【藥物組成】生牡蠣30克（先煎），柴胡6克，丹參穿15克，莪朮、貝母、仙靈脾、香附、橘核、荔枝核各10克。

【加減變化】腫塊較硬者，加王不留行子、炮穿山甲；疼痛較著者，加延胡索、川楝子；痰瘀明顯者，加白芥子、當歸；肝腎陰虛者，加枸

---

❺⓪ 胡義根，〈軟堅散結法治療男子乳房異常發育症20例〉，《江蘇中醫》，1990, (7)：14。

杞、熟地；腎陽虛者，加仙茅、巴戟天。

【功效】軟堅散結。

【用藥方法】每日1劑，水煎服。15天為1療程，每療程間隔3～5天。

【臨床療效】治療20例，其中臨床治癒（乳房肥大、腫塊及臨床症狀消失者）17例，占85%；顯效（乳房肥大、腫塊縮小2/3以上，臨床症狀基本消失者）1例，占5%；無效（雖有臨床症狀改善而乳房肥大、腫塊未縮小者）2例，占10%。治療時間最短為1個療程，最長為4個療程。臨床治癒病例經6個月至2年隨訪，除1例又出現乳房肥大及腫塊外，餘者均未再復發。

【經驗體會】男性乳房異常發育症，中醫認為多由肝氣鬱結，痰瘀內蘊所致。因男子乳頭屬肝，乳房屬腎，脾胃經脈布於兩乳，故本病又與腎脾有著密切的關係。其治擬軟堅散結為法，方中重用牡蠣軟堅；貝母、丹皮、莪朮化痰散瘀消堅；佐香附、橘荔核疏肝理氣，解鬱散結；並配柴胡引經入肝；取仙靈脾益腎壯陽。據藥理研究，仙靈脾提取液具有雄性激素樣作用，能增強性功能，其注射提取液20～40毫克，相當於7.5微克睪丸素的效力，因此可調整患者性激素的紊亂，促進臨床症狀和體徵的改善。對病程較長，腫塊較堅硬，瘀血徵象明顯者，可加用炮穿山甲片以軟堅散結，則收效更佳。

3. 化痰散結湯 [51]

【藥物組成】細柴胡10克，製香附10克，生牡蠣30克（先煎），三棱、莪朮各10克，象貝母10克，仙靈脾15克，巴戟肉15克，當歸尾10克，橘葉核各10克。

【功效】理氣滋腎，化痰散結。

【用藥方法】每日1劑，水煎服，15日為1個療程。

---

[51] 唐英，〈中藥內服外敷治療男子乳房異常發育35例〉，《江西中醫藥》，1995，(4)：15。

【加減變化】腫塊較硬者，加炮穿山甲、桃仁、紅花、赤芍；氣滯疼痛甚者，加延胡索、川楝、郁金；痰濕明顯者，加陳膽星、白芥子、竹茹；腎陰虛者，加菟絲子、山萸肉、熟地黃；腎陽虛者，加仙茅、肉蓯蓉；外用消腫散，以山慈姑、芒硝、黃藥子、陳膽星各10克，共研細末，用黃酒調敷患處，外以紗布敷蓋，每日1次。

【臨床療效】治療35例，其中治癒（乳房腫塊及觸痛消失，隨訪1年未復發者）21例；有效（乳房腫塊較原來縮小1／2以上，臨床症狀基本消失者）11例；無效（經內服與外敷治療2個療程，病情無變化者）3例；總有效率為91%。治療時間最短者為1個療程，最長者為5個療程。

【經驗體會】乳頭屬肝，乳房屬腎，脾、胃經脈布於兩乳，故本病與肝、腎、脾、胃有密切關係。而且男子以氣為主，肝氣鬱結、腎氣不足為主要病因，痰瘀阻絡，結而成核為其病理。所以筆者臨證採用理氣滋腎、化痰消結為主。方中柴胡、香附、橘葉核疏肝理氣，消核止痛；牡蠣、貝母化痰軟堅；當歸、三棱、莪朮活血逐瘀；巴戟、仙靈脾益腎壯陽。藥理研究證實：仙靈脾提取液具有雄性激素樣作用，能增強性功能，因此可調整患者性激素的紊亂，明顯改善臨床症狀和體徵。在內服中藥的同時，外用消腫散，直接作用於腫塊能起到軟堅散結、消腫止痛的治療效果。內外合治，療效更為明顯，

4.柴胡消瀝湯 ❺❷

【藥物組成】柴胡15克，瓜蔞20克，延胡索10克，桃仁10克，紅花20克，白芍15克，當歸12克，夏枯草20克，浙貝母12克，海藻15克。

【加減變化】伴有腰酸腿軟、頭暈、耳鳴等腎陰虛者加枸杞子、女貞子、生熟地、山萸肉；腰酸腿軟、足冷、尿頻等腎陽虛者加仙靈脾、菟絲子、牛膝；疼痛重者加佛手、香附、川楝子；納呆、腹瀉等脾虛者

---

❺❷ 趙素等，〈自擬柴胡消瀝湯治療男性乳房肥大症12例〉，《河北中醫》，1996, (6)：
   12。

加焦三仙、砂仁、茯苓；心煩加梔子、丹皮。

【功效】疏肝理氣，活血散結。

【用藥方法】水煎服，每日1劑，分早晚服，20天為1療程。

【臨床療效】治療12例，其中治癒（腫塊消散，壓痛、脹痛消失，觀察半年未復發）6例；有效（腫塊縮小1／2以上，壓痛、脹痛減輕或消失）5例；無效（症狀體徵無明顯改善或改善不穩定）1例。

【經驗體會】男性乳房肥大症，屬中醫「乳癧」範疇。《外科正宗》認為本病多由怒火、房慾過度、肝虛血燥、腎虛精劫、肝失所養而致疏泄失職，肝氣鬱結，鬱而化火，灼液成痰。氣滯還可引起血瘀。氣滯、血瘀、痰凝結於乳絡，乳絡不通而發為本病。柴胡消瀝湯以柴胡、瓜蔞、延胡索疏肝氣；桃仁、紅花、當歸養血活血；白芍柔肝養陰；配夏枯草、浙貝母、海藻軟堅散結化痰。

5.仙鹿湯 ❺

【藥物組成】仙靈脾15克，鹿角片10克，巴戟天10克，當歸10克，白芍10克，熟地12克，茯苓12克，白朮10克，青皮8克，柴胡10克，漏蘆10克，生麥芽30克，生山楂30克。

【功效】補益肝腎，疏肝理氣，祛痰消結。

【用藥方法】加水600～1000ml，煎至300～500ml，分2次服，每日1劑，20天為1療程。

【臨床療效】治療男性乳房異常發育症39例，其中痊癒（乳房腫塊消失，無觸痛，外觀正常）33例，占84.6%；好轉（乳房腫塊縮小變軟，疼痛明顯緩解）5例，占12.8%；無效（乳房腫塊與症狀無明顯改善者）1例，占2.5%。總有效率97.4%。最短者1個療程治癒，最長者3個療程治癒。

❺ 張慶玲，〈仙鹿湯治療男性乳房異常發育症39例〉，《安徽中醫臨床雜誌》，1998，(4)：252。

【經驗體會】中醫對本病的認識和治療，歷代醫家均有豐富的經驗和論述。如于聽鴻明確指出：「乳中結核，雖曰肝病，其本在腎。」而《醫學入門》對乳房腫塊的病因病機稱為「蓋由怒火房慾過度，以致肝虛血燥，腎虛精劫，不得上行，痰飲凝滯，亦能結核。」肝腎虛損，精劫血燥為本病主要病因，而仙鹿湯則據此遣方用藥，故取得了顯著的臨床效果。方中仙靈脾、鹿角、巴戟天、熟地補肝腎益精髓；當歸、白芍補血斂陰，活血止痛；茯苓、白朮健脾利濕；青皮、柴胡疏肝解鬱，消腫止痛；漏蘆、生麥芽、生山楂退乳消腫散結。諸藥配伍，有補益肝腎、疏肝理氣、祛痰消結之功。方藥切合病機，因此療效滿意。

6.消癭II號 ❸

【藥物組成】香附12克，青皮15克，茯苓12克，夏枯草15克，牡蠣20克，王不留行15克，延胡索12克，海藻20克，昆布20克，仙靈脾12克，路路通20克，炮穿山甲6克。

【加減變化】肝鬱氣滯者加柴胡12克、絲瓜15克；脾虛者加炒白朮；肝腎陰虛者加炙鱉甲20克、菟絲子12克。

【功效】疏肝解鬱，化痰軟堅，活血化瘀，補益肝腎。

【用藥方法】每日1劑，水煎2次共取500ml混勻，早、晚分服；餘藥渣再煎後薰洗熱敷局部，每次20分鐘，每日2次。

【臨床療效】26例患者中，治癒（臨床症狀消失，乳房腫塊及乳痛消失，停藥後3個月不復發）14例，占53.8%；顯效（臨床症狀減輕，乳房腫塊最大直徑縮小1／2以上，乳痛消失）6例，占23.1%；有效（腫塊最大直徑縮小不足1／2，乳痛減輕或腫塊縮小1／2而乳痛未減輕）4例，占15.4%；無效（臨床症狀無改善，有的腫塊不但未縮小反而增大變硬）2例，占7.7%；總有效率92.3%。

---

❸ 周義麗，〈消癭II號治療男子乳房異常發育症26例〉，《內蒙古中醫藥》，1999，(1)：13。

【經驗體會】男子乳房異常發育症屬中醫「乳癧」範疇，它與婦女乳房部位的乳腺增生在經絡所屬上有所不同，因為乳頭屬肝經，女性乳房屬胃經，而男性乳房屬腎經。《醫學入門》謂：「蓋由怒為房慾過度，以致肝虛血燥，腎虛精劫不得上行，痰飲凝滯亦能結核。」就是對該病病因病機的一個很好的闡釋。「消癧Ⅱ號」正本於此，疏肝解鬱，化痰軟堅，配以活血化瘀，補益肝腎，即抓住了本病之關鍵。據《本草綱目》曰：「香附利三焦，解六鬱，消痰飲痞滿；青皮消乳腫，疏肝膽；牡蠣化痰軟堅，消疝瘕積塊，癭疾結核；延胡索活血利氣，止痛；路路通其性大能通十二經穴；炮穿山甲通經脈，消癰腫。另據現代藥理研究：海藻能使乳腺萎縮；昆布所含碘化物，能使病態之組織崩潰和溶解」；又《本經》曰：「夏枯草破氣，散癭結氣。故方中用香附、青皮、延胡索、夏枯草疏肝解鬱；牡蠣、海藻、昆布、炮穿山甲軟堅散結；再配以茯苓健脾，王不留行活血化瘀；仙靈脾益腎壯陽，再以路路通引藥，可謂面面俱到，因而臨床療效顯著」。

7. 腎氣丸合小金丹 ❺❺

【藥物組成】腎氣丸：乾地黃240克，山藥、山茱萸各120克，澤瀉、茯苓、丹皮各90克，桂枝、附子各30克；小金丹：白膠香、草烏、五靈脂、地龍、木鱉各50克，乳香（去油）、沒藥（去油）、歸身（酒炒）各75克，墨炭12克，麝香30克。

【功效】溫補腎陽，理氣化痰，祛瘀通絡，軟堅散結。

【用藥方法】腎氣丸中諸藥共研細末，煉蜜和丸，每丸重15克，早晚各服1丸，開水送下。小金丹諸藥各研細末，用糯米粉60克共製成片劑，每片約0.3克，每次服2～4片，每日3次。兩藥合用3個月為1個療程。

【臨床療效】治療100例，其中臨床治癒（腫塊消失，疼痛消失，3個月不復發）78例，占78%；顯效（腫塊最大直徑縮小1/2以上，乳痛消

❺❺　石妙莉，〈中藥治療男性乳房異常發育症100例〉，《陝西中醫》，2001, (9): 521。

失）13例；有效（腫塊最大直徑縮小不足1／2，乳痛及症狀減輕或腫塊縮小1／2而乳痛未減輕）4例；無效（腫塊不縮小或反而增大變硬者，或乳痛緩解，而腫塊不縮小）5例；總有效率95％。

【經驗體會】中醫對本病的認識和治療歷代醫家有較豐富的經驗和論述。如薛立齋曰：「乳房屬足陽明胃經，乳頭屬足厥陰肝經，男子房勞恚怒，傷於肝腎，婦人思慮憂鬱，損於肝脾皆能致病。」于聽鴻說：「乳中結核，其本在腎。」筆者根據腎氣不足，肝失所養，水不涵木，痰凝氣結的主要病機，在治療上以溫補腎陰，理氣化痰，軟堅散結為主，採用腎氣丸合小金丹為主治療。方中乾地黃滋補腎陽，山茱萸、山藥滋補肝脾，輔助滋補腎中之陰，並以少量桂枝、附子溫補腎中之陽，意在微微生長少火以生腎氣；澤瀉、茯苓利水濕；丹皮清瀉肝火，使補而不膩；草烏、五靈脂、乳香、沒藥溫經活血，消腫定痛；當歸和血；地龍通絡；白膠香調氣血；木鱉消結；墨炭消腫化痰；麝香走竄通絡，散結開壅。諸藥合用共奏溫補腎陽，理氣化痰，祛瘀通絡，軟堅散結之功效，在治療男性乳房異常發育症中療效顯著。

8.補腎活血湯 ❺

【藥物組成】仙靈脾15克，丹參15克，柴胡10克，菟絲子15克，巴戟天12克，莪朮15克，三棱12克，郁金12克，鹿角霜12克，延胡索15克，赤芍15克，生牡蠣20克。

【加減變化】若兼腎陰虛加天冬15克，枸杞15克，熟地12克；兼肝鬱加製香附10克，八月劄10克。

【功效】溫補腎陽，疏肝活血化瘀。

【適應病症】男性乳房異常發育症，症見乳房發育大小不一，從乳暈下稍隆起至如成人女性樣,乳暈下可捫及2～4cm左右腫塊,邊界清楚,與周圍組織不發生粘連，活動好，質地較硬，有壓痛或觸痛。

---

❺ 張瓊萱，〈男性乳房異常發育症的中醫治療〉，《四川中醫》，2001，(10)：44。

【用藥方法】水煎服，每日2次，每日1劑，每20天為1療程，治療2個療程。同時注意調節情志，消除憂恐情緒，恢復正常精神狀態。

【臨床療效】30例患者經治療後，其中痊癒（乳房疼痛及腫塊消失，乳房肥大恢復正常）20例，占66.7%；好轉（乳房腫塊壓痛減輕，腫塊縮小）10例，占33.3%。總有效率100%。

【經驗體會】男性乳房異常發育症與內分泌激素紊亂有關，現代醫學認為當乳腺上皮組織受到過多雌激素強而持久的刺激，同時雄激素的影響下降，可以導致男性乳房異常發育症，另外雄激素受體的缺陷或局部乳腺組織中雌激素受體含量增高，也可能在本病的形成中起重要作用。

中醫認為男子乳頭屬肝，乳房屬腎，若情志不調，肝鬱氣滯，或年老體弱，久病及腎，肝腎虧虛，或先天稟賦不足，衝任失調，或外邪傷肝，肝失疏泄，皆可導致經絡失養，氣血不暢，從而出現血瘀，痰凝阻滯經脈而成男性乳房異常發育症。因此本病肝腎損傷為本，痰凝、血瘀、氣滯為標，治擬溫補腎陽，疏肝化瘀活血，或疏肝清火，散結化痰。應用中醫藥治療男性乳房異常發育症，不僅能對患者機體進行整體調整，又能對症狀進行辨證施治，無副作用。方中仙靈脾等補腎溫陽藥，具有類似性激素作用；丹參、郁金等疏肝活血藥具有改善全身及肝臟血循環的作用，有利於激素在體內的代謝和消除乳腺組織的充血水腫及纖維結締組織增生；莪朮等行氣破血，消積止痛，有抗血栓形成作用，使血栓形成時間延長，血栓長度縮短，重量減輕，還能改善血液流變學特性，降低各種切速下血粘度。

七、睪丸附睪炎

睪丸炎為男科常見病、多發病之一，是由多種致病因素引起的睪丸炎性病變，一般繼發於身體其他部位感染之後，通過血行或淋巴傳播而來。臨床上可分為急性和慢性睪丸炎兩類，急性睪丸炎根據感染的性質

不同又可分為急性化膿性睪丸炎和腮腺炎性睪丸炎兩種。急性化膿性睪丸炎常繼發於尿道炎、精囊炎，發病急，臨床表現為發熱，一側或雙側睪丸腫大灼痛，甚至痛如刀割，向腹股溝及下腹部放射；腮腺炎性睪丸炎繼發於腮腺炎之後，臨床主要表現為高熱，睪丸腫脹疼痛，灼熱；慢性睪丸炎臨床主要以睪丸或大或小，按之疼痛且硬，或有陰囊下墜感為特徵。

　　附睪炎是致病菌侵入附睪而引起的炎症，是陰囊最常見的感染性疾病。臨床按其發病特點有急、慢性之分。急性附睪炎以附睪迅速腫大、疼痛，且向同側腹股溝放射為特點，常伴有惡寒發熱、頭痛頭昏、關節疼痛等全身症狀；慢性附睪炎多由急性轉變而成，也有緩慢起病者，其主要症狀為陰囊內墜脹、疼痛，附睪尾部或頭部有硬節。本病多見於20～40歲之中青年，常繼發於前列腺炎、精囊炎或尿道炎，容易伴發睪丸炎。

　　由於附睪炎和睪丸炎常同時發病，不易區分，臨床上將其統稱為「睪丸附睪炎」。屬於中醫的「子癰」範疇，中醫認為本病多因感受寒濕或濕熱，或嗜食肥甘，或肝氣鬱結，或外傷染毒等引起，與肝、腎二經關係密切。其治療臨床常採用清熱利濕解毒、溫化寒濕、理氣活血、化痰散結、消腫止痛等基本方法。

1.溫陽消結湯 ❺❼

【藥物組成】製附片、乾薑各30～60克，白芍、甘草各30克，大黃、桂枝、細辛、路路通、橘核、當歸各10克。

【加減變化】若腎陽偏虛，兼見腰膝酸軟，形寒肢冷，陽痿早泄，舌淡苔白，脈沈遲或細弱者，加肉桂、菟絲子；肝陽偏虛，兼見脅肋及少腹隱痛，嘔逆，四肢冰冷，悒悒不樂，面青，舌滑苔白，脈沈遲者，加烏藥、吳茱萸、肉蓯蓉；若兼見腹部墜脹，陰囊收縮，遇寒甚，得熱

---

❺❼　劉貴仁，〈溫陽消結湯治療急性睪丸炎100例〉，《河南中醫》，1986，(5)：18。

減者，舌潤苔白，脈沈弦或遲者，加烏藥、吳茱萸、小茴香；若兼見少腹抽痛，脅肋不舒，腹聚癥瘕，脈弦者，減附子、乾薑量四分之三，加柴胡、青皮、川楝子；若兼陰癢，脅肋脹痛，口苦，小便混濁，苔薄黃，脈弦數者減附子、乾薑量十分之九，減桂枝、細辛量三分之二，大黃加至15克，並加柴胡、龍膽草、黃芩；若因腮腺炎而併發的睪丸炎可去桂枝、細辛，加銀花、板藍根、大青葉，將減附子、乾薑量十分之九；若因外傷所致的睪丸炎可加桃仁、紅花。

【功效】溫陽散寒，消滯通瘀，散結止痛。

【適應病症】急性睪丸炎。以睪丸疼痛，體溫及白血球總數升高為主。

【用藥方法】每日1劑，水煎2遍分早晚服（附片久煎1.5小時），晚上煎第3遍，將藥液薰洗患處。睪丸腫甚者，可用丁字帶托敷陰囊，注意臥床休息。

【臨床療效】治療急性睪丸炎患者100例。其中治癒（睪丸腫痛及伴隨症狀消失，體溫及白血球降至正常範圍，隨訪1年未復發）97例；顯效（腫大之睪丸經治療半月至1月，基本復常，但未完全恢復正常）3例。治癒者，最短療程3天，最長半月。

【經驗體會】筆者認為急性睪丸炎屬虛寒致瘀者為多見，屬實熱所致者占十分之二三，且多本虛標實之候，故治療應以溫陽破結為法。《內經》曰：「氣血喜溫而惡寒，寒則泣而不流，溫則消而去之。」重劑溫陽消結湯就是壯陽通瘀之方，方中附子大辛大熱，補命門真火，溫陽助運；大黃苦寒清熱，入血分，通瘀破結，直引諸藥入睪丸；佐乾薑、甘草，既能增強附子的溫補推動之力，又可制約附子之毒，然附、黃、薑、草必須多用重用，否則不能速效。正如吳鞠通說：「治下焦如權，非重不沈」。路路通、橘核消腫散結，再合當歸四逆湯溫經散寒，養血通脈，共奏消瘀除腫之功。若睪丸腫痛消除緩慢者，加用烏梅、殭蠶，因二藥有散結

消腫之長，用之每獲良效。

2. 龍膽瀉肝湯 ❺❽

【藥物組成】龍膽草12克，柴胡10克，栀子15克，黃芩10克，生地12克，車前子20克，澤瀉15克，木通10克，當歸12克，甘草6克。

【加減變化】睪丸脹痛加延胡索、川楝子；睪丸腫硬去生地，加橘核、桃仁、紅花；血尿加虎杖、白茅根；尿頻數灼熱加黃柏、石葦；合併前列腺炎者加萆薢、荔枝草；合併淋病性尿道炎者去甘草加土茯苓、碧玉散。

【功效】清利濕熱。

【適應病症】急性睪丸炎。

【臨床療效】36例睪丸疼痛、發熱、尿頻尿急尿痛等症狀消失，血、尿常規化驗正常；其中合併前列腺炎者經前列腺液檢查10例正常，2例好轉；合併淋病性尿道炎者在尿道炎症狀完全消失1週後，進行初尿沈渣塗片及培養，10例均轉為陰性。療程最短15天，最長24天，平均療程18天。

【經驗體會】急性睪丸炎屬中醫「子癰」，常合併尿道炎、膀胱炎、前列腺炎等，多伴尿路感染的症狀。中醫認為濕熱下注，肝氣失疏，氣血凝滯是本病的主要病因病機。在發病過程中，因其證候特點不同，在治法上亦有緩急輕重之分。發病初期以陰囊紅腫，睪丸脹痛，尿頻尿急尿痛，舌質紅，苔黃膩，脈滑數等為主的一派濕熱下注證候。故治以清熱利濕為主，佐以疏肝理氣。選用龍膽瀉肝湯合金鈴子散加減，既能清瀉濕火，又能疏瀉厥陰，尤為適宜。方中又加入黃柏、石葦對大腸桿菌、變形桿菌等均有抑制作用，能增強清利濕熱，通淋解毒之功效。中後期主要以濕熱未清，睪丸腫脹未消為主，故仍用龍膽瀉肝湯清利濕熱，加橘核、桃仁、紅花行氣活血，以散睪丸腫結。若腫硬難消再加乳香、沒

❺❽ 肖振球，〈龍膽瀉肝湯加減治療急性睪丸炎36例〉，《黑龍江中醫藥》，1988, (6)：44。

藥。本病之根在於肝經濕熱,清熱利濕之大法必須貫串在整個治療過程中。

臨床必須徹底治療尿道炎、膀胱炎、前列腺炎等併發症,症狀消失後,仍須服藥1～2週,以防復發。合併淋病性尿道炎的患者,要詳問病史。尿道口分泌物必須塗片染色及培養,一旦明確診斷,應絕對禁忌性生活及飲酒,用藥方面,以龍膽瀉肝湯加碧玉散、土茯苓。碧玉散有利水通淋,清熱解毒之功;土茯苓能解毒、除濕,治梅毒、淋濁。妙在兩者合用,則解毒通淋之功,相得益彰。但土茯苓用量宜大,每劑可用至50～80克。

3.龍板睪丸炎湯 ⑤⑨

【藥物組成】龍膽草10克,板藍根25克,木通、橘核、荔枝核、柴胡各8克,黃芩12克,延胡索、川楝子各10克,甘草5克。

【加減變化】大便秘結加大黃10克;熱毒壅盛加川連6克,大青葉10克;小便短赤加車前草15克;睪丸紅腫灼熱不退加蒲公英20克,青皮8克,皂角刺10克,並配合用青黛粉調酸醋糊狀外塗患部,每日4～6次。

【用藥方法】每日1劑,用清水600ml,煎取200ml,分2～3次服完。

【功效】瀉肝膽實火,消炎散結,理氣止痛。

【適應病症】流行性腮腺炎併發睪丸炎。

【臨床療效】治療流行性腮腺炎併發睪丸炎18例,全部治癒。其中1週以內治癒者7例,8～10天治癒者11例。療程最短6天,最長10天,平均治癒天數為8.5天。

【經驗體會】本方證是由於肝膽實火,肝經濕熱邪毒循經上擾下注所致。肝的經脈下抵小腹而絡繞陰器,濕邪熱毒循足厥陰經脈下注則睪丸一側或兩側紅腫疼痛。故方中用龍膽草、板藍根苦寒瀉肝膽實火,清下焦之熱毒,為君藥;黃芩、梔子苦寒清熱瀉火,為臣藥;木通清熱利

---

⑤⑨ 雷在彪,〈八桂名醫精方——龍板睪丸炎湯〉,《廣西中醫藥》,1992,(1):27。

濕，使濕熱從水道排出；肝主藏血，主疏泄，喜條達，肝經熱毒壅盛，失其疏泄條達之功，故用延胡索、川楝子、橘核、荔枝核理氣散結，活血止痛；柴胡疏肝並引諸藥入肝經，甘草調和諸藥。綜觀全方有瀉火解毒，清熱利濕，理氣散結，活血止痛之功效。

4. 化濁清睪湯 ❻⓿

【藥物組成】龍膽草、柴胡各12克，土茯苓、萆薢各50克，車前子30克，滑石20克，澤瀉、石菖蒲各15克，栀子10克，川楝子、甘草各5克。

【加減變化】尿血者加二薊、白茅根各20克；小便澀痛者加金錢草15克；少腹脹痛加烏藥15克，青皮10克；病程日久、局部硬結者加桃仁10克，海藻、三稜各5克；口乾舌紅少津者去栀子、滑石、澤瀉，加元參12克，知母10克。

【功效】清熱解毒利濕。

【適應病症】淋菌性附睪炎。

【用藥方法】水煎服，每日1劑，連用7天為1療程。同時配合外治法，用《醫宗金鑑》金黃膏外敷腫大的陰囊部位，併用陰囊托將陰囊懸托固定。注意休息，禁酒及辛辣食物，禁止房事，勤換洗內褲，連用7天為1療程。

【臨床療效】治療47例，其中痊癒（2個療程後，患側附睪紅腫疼痛消失，小便清而通暢，每週1次小便常規檢查連續4次，尿液不含淋菌絲及膿細胞）38例；好轉（2個療程後，附睪腫脹疼痛明顯消退，但仍感睪丸不適，尿常規檢查有少量膿細胞）6例；無效（服藥10天以上，症狀減輕不明顯者）3例。總有效率92.9%。

【經驗體會】方中重用土茯苓和萆薢，未見不良反應。土茯苓是古今治療楊梅瘡毒、淋濁的專用藥，萆薢利濕化濁，主治淋濁多以兩藥為

❻⓿ 左子平，〈化濁清睪湯配合外敷治療淋菌性附睪炎47例〉，《雲南中醫雜誌》，1992，(1)：10。

主相伍應用，療效明顯。

5.加味柴胡疏肝散 ㊿

【藥物組成】柴胡、黃芩、枳殼各9克，白芍12克，烏藥、桃仁、小茴香、橘核、敗醬草各10克，炙甘草6克。

【功效】疏肝解鬱，活血化瘀，清熱解毒。

【適應病症】睪丸炎。

【用藥方法】水煎，日1劑，分2次服。

【加減變化】伴惡寒發熱者加防風、荊芥；疼痛喜暖者加吳茱萸、乾薑、附片；疼痛喜冷，局部紅腫，熱毒明顯者加銀花、蒲公英；濕熱重者加龍膽草、黃柏、木通；疼痛下墜較顯者加升麻、黃芪；伴腰痠者加杜仲、葫蘆巴；伴便秘者加大黃、芒硝；日久不癒，睪丸堅硬，瘀血明顯者加昆布、三棱。

【臨床療效】37例患者經過2個療程，其中治癒（睪丸紅腫墜脹消失，疼痛緩解，睪丸質地變軟，活動自如）32例（急性睪丸炎全部治癒），占86.48%；好轉（睪丸腫脹明顯縮小，疼痛減輕，活動無明顯障礙）4例；無效（睪丸腫脹疼痛依然，質地堅硬）1例（經外院確診為睪丸癌）。總有效率97.39%。

【經驗體會】睪丸炎係化膿性細菌或病毒以及外傷等引起的感染性疾病，屬中醫「子癰」範疇。《外科證治全書》曰：「腎子作痛，下墜不能升上，外觀紅色者，子癰也。」中醫認為：子癰多由濕熱蘊毒下注厥陰，經脈氣血瘀滯所致，醫家多以清利肝經濕熱為其治療大法。然而據筆者臨床觀察，多數患者伴有胸悶噯氣，兩脅疼痛等肝經所過部位的症狀，因此情志所傷亦是形成本病的重要原因之一，蓋肝主疏泄，喜條達而惡抑鬱，肝經循會陰繞陰器，若情志失暢，則肝失疏泄，久則經脈氣血瘀滯化熱，以致熱毒壅盛，結於腎子，發生斯疾，故取柴胡疏肝散疏肝解

㊿ 張巨集俊等，〈柴胡疏肝散加味治療睪丸炎37例〉，《陝西中醫》，1993, (2): 54。

鬱，理氣活血止痛；加烏藥、橘核、小茴香、敗醬草、桃仁增強活血通絡，行氣止痛之功，尤妙敗醬草一味，既能活血散瘀，又可清熱解毒，消炎止痛。諸藥合用，使肝氣得暢，熱毒得解，瘀去絡通，腫痛消散，故取效迅捷。

6.疏肝合劑 ❷

【藥物組成】柴胡15克，川楝子10克，枳殼10克，白芍15克，香附15克，川芎10克，青皮15克，絲瓜絡15克，龍膽草10克，烏藥10克，黃柏10克，甘草10克。

【加減變化】若濕熱甚加生地15克，木通10克，車前子10克，澤瀉15克；寒滯肝脈甚加小茴香15克，肉桂10克；肝氣鬱結甚者加郁金15克，元胡10克；腎陽虛甚加杜仲10克，菟絲子10克；腎陰虛甚加熟地、山萸肉各15克；外傷者加三棱、莪朮各10克，紅花10克。

【功效】疏肝理氣，活血化瘀止痛。

【適應病症】急性睪丸炎或附睪炎。

【用藥方法】水煎服，每日1劑，日服3次。服藥期間，禁食辛辣刺激之品、白酒、綠豆等物。同時配合外治法（取生大黃100克(研細末)，大棗30枚(去核)，鮮生薑60克，鮮仙人掌100克，共搗如泥，敷貼於陰囊，布包，每天換1次）。

【臨床療效】治療38例，其中治癒（臨床症狀及體徵消失，隨訪1年以上未見復發）19例；好轉（臨床症狀及體徵減輕，隨訪6個月未見復發）15例；無效（用藥20天，臨床症狀及體徵無任何改善）4例。總有效率90%。療程最短3天，最長20天，平均11天。

【經驗體會】睪丸疼痛一症，多為西醫「急性睪丸炎」、「附睪炎」，是臨床男科常見的一種病症，可由多種原因引起，屬於中醫「陰疼」、「疝疼」範疇。睪丸由腎所主，肝主疏泄，其脈下絡陰器，故肝腎二臟病變

---

❷ 姬日海，〈疏肝合劑加外敷法治療睪丸疼痛38例〉，《河南中醫》，1994, (3): 162。

是引起睪丸疼痛的主要原因。「不通則痛」，肝失疏泄，氣血不暢，絡氣閉阻為疼痛主因。內服方中柴胡、川楝子、枳殼、青皮、烏藥、絲瓜絡疏肝理氣，通絡止痛；白芍斂陰柔肝，以制約理氣藥之偏；龍膽草、黃柏清肝腎之熱；香附、川芎活血化瘀止痛；甘草補益正氣緩急止痛，調和諸藥。諸藥相伍，直中病因。外用藥中大黃清熱解毒，活血祛瘀止痛；仙人掌清熱消腫；大棗甘緩止痛；鮮薑溫通經絡。諸藥共奏清熱消腫、活血止痛之功，並直達病所，作用迅速。

7.附睪湯 ⑥

【藥物組成】虎杖20克，夏枯草10克，萆薢10克，乳香、沒藥各10克，川芎10克，白芍10克，桃仁10克，當歸10克。

【加減變化】舌紅苔黃膩，脈滑或數，加滑石10克，瞿麥10克，銀花10克；若腎陰不足者，原方去萆薢、夏枯草，加熟地20克，石斛10克，續斷10克。

【功效】解毒，活血，軟堅散結。

【適應病症】慢性附睪炎。

【用藥方法】日1劑，每日2服，每服150ml，10天為1個療程，觀察3～6個療程。

【臨床療效】治療27例，其中顯效（臨床症狀消失，附睪質地較前變軟，接近對側正常附睪，壓痛消失，或伴精液、前列腺液恢復正常）15例；有效（臨床症狀改善，附睪質地較前變軟，壓痛減輕，或伴精液、前列腺液中白血球減少10個以上／HP）10例；無效（臨床症狀、體徵無變化）2例；總有效率為92.6%，平均療程為3.2個。1年隨訪20例，復發1例，2年隨訪15例，復發2例。27例病人中，均未發現不良反應。

【經驗體會】慢性附睪炎，屬中醫「子癰」範疇，其表現為陰囊部墜脹，固定不移疼痛，局部纖維化，為中醫瘀血之象，因肝脈絡陰器，

---

⑥　郭軍，〈附睪湯治療慢性附睪炎27例臨床觀察〉，《江西中醫藥》，1994, (5): 19。

肝經瘀血為本病病機。附睪湯以虎杖活血化瘀，清熱解毒；輔以乳香、
沒藥、川芎、桃仁活血，以改善附睪局部血液循環；選當歸活血而不傷
正；夏枯草、萆薢清熱解毒，軟堅散結；白芍養肝柔肝。諸藥合用有解
毒、活血、軟堅散結之功。藥理研究表明，虎杖、乳香、沒藥有鎮痛作
用，以減輕患者陰囊部疼痛不適；桃仁、川芎等有抗凝作用，加強附睪
局部血液循環。抗菌試驗表明虎杖、夏枯草、萆薢均有不同程度的抑制
金黃色葡萄球菌、大腸桿菌、變形桿菌等作用。臨床表明，附睪湯治療
慢性附睪炎具有安全、有效、無副作用、復發率低等特點。

8. 消腫湯 ❻

【藥物組成】澤蘭、大黃各15克，黃柏、黃藥脂、荔枝核、延胡索、
皂角刺、穿山甲各12克。

【功效】清熱解毒，活血化瘀，消腫止痛。

【適應病症】慢性睪丸炎。

【用藥方法】上藥置容器加水適量，然後用火煎煮近半小時，將藥
液倒入痰盂中（存藥再用），先用藥物蒸氣熏陰囊。待藥液溫熱後再倒入
盛器，將陰囊浸入藥液中，每次15分鐘，每日2次，1劑中藥可連續使用
2天，治療10天為1個療程，每療程結束後檢查1次。

【臨床療效】21例患者經過1～3個療程治療，結果痊癒（臨床症狀
全部消失，睪丸大小、質地正常）17例，其中1療程治癒者8例，占38.1%，
2療程治癒者7例，占33.3%，3療程治癒2例，占9.5%。好轉（臨床症狀基
本消失，睪丸大小、質地接近正常）4例，占19%。

【經驗體會】慢性睪丸炎，全身用藥效果差、療程長，部分病例遷
延日久可致不育、性功能障礙等，臨床處理頗感棘手。筆者臨床觀察，
陰囊皮膚較薄，有大量腺體，血管豐富，皮下無脂肪組織，這一解剖特

❻ 莊柏青，〈自擬消腫湯熏洗治療慢性睪丸炎21例〉，《浙江中醫雜誌》，1995, (8): 351。

點極有利於藥物的吸收、滲透，給局部用藥提供了良好的條件。因此，選用中藥組成消腫湯濃煎液浸洗陰囊，藥力通過陰囊皮膚的吸收、滲洗直達病處，能迅速作用於睪丸，加上湯劑的熱力，能使局部血管擴張，加快局部血液循環，有利於炎症的吸收，因此取得明顯的臨床效果。消腫湯中，大黃清熱化瘀活血，黃柏清熱利濕，澤蘭活血通絡，現代藥理研究證明，上述三味中藥具有較強的抗菌消炎作用；荔枝核、延胡索行氣止痛；皂角刺、穿山甲活血化瘀，並可增加諸藥的透皮作用，引助藥力由外入內。諸藥合用，共奏清熱解毒，活血化瘀，消腫止痛之功。從臨床觀察看，消腫湯局部浸洗陰囊治療慢性睪丸炎，不僅消腫止痛快，療程短，方法簡便，一經浸洗，患者頓感舒適。消腫湯亦可用於陰囊睪丸血腫及急性睪丸炎的治療，治療急性睪丸炎時，藥液冷浸為宜。

9.抗炎活血湯 ⑥⑤

【藥物組成】柴胡、連翹、毛冬青、萆薢各15克，龍膽草、黃芩、桃仁、紅花各12克，馬鞭草、銀花、丹參、川牛膝、延胡索各30克，白花蛇舌草、赤芍、虎杖各20克。

【加減變化】疼痛較重，加延胡索、川楝子、乳香、沒藥；大便秘結，加大黃；有尿道刺激徵，加金錢草、萹蓄、瞿麥；伴早泄、遺精者，加知母、黃柏、金櫻子、芡實；附睪堅硬者加三棱、莪朮、夏枯草、穿山甲。

【功效】清熱解毒利濕，活血化瘀軟堅。

【適應病症】慢性附睪炎。

【用藥方法】上方每日1劑，水煎2次取汁300ml，每日2次早晚兌服。15天為1療程。

【臨床療效】54例患者服藥3～5個療程後，其中治癒（症狀消失，附睪變軟、大小基本正常，精液或前列腺液常規檢查正常）31例；有效

---

⑥⑤ 鄭東利，〈抗炎活血湯治療慢性附睪炎54例〉，《四川中醫》，1996，(6)：30。

（症狀減輕，附睪較治療前縮小變軟，前列腺液及精液常規檢驗白血球數較前減少5個／HP）21例；無效（症狀、體徵及常規化驗均無明顯改善）3例。總有效率為96.3％。

【經驗體會】慢性附睪炎屬中醫學「子癰」範疇，現代醫學認為本症多繼發於急性期的失治與誤治而成，病理變化以附睪局部的長期細菌感染和纖維硬化為特點。筆者認為濕熱之邪下注腎及精室，餘邪留而不去，久病入絡而致血瘀氣滯是本症的主要病因病機。故治以清熱解毒利濕，活血化瘀軟堅為大法，方中以銀花、連翹、白花蛇舌草、龍膽草、黃芩、柴胡等清熱解毒瀉火；桃仁、紅花、丹參、赤芍、毛冬青等活血化瘀散結，促進血液循環，抗纖維硬化；佐以虎杖、川牛膝利濕解毒，其中牛膝活血並引藥下行直達病所；使以甘草調合諸藥，配芍藥兼可緩急止痛。從現代藥理研究看，全方具有抗菌消炎，改善附睪局部血液循環，抗纖維硬化等多方面的作用，故臨床療效滿意。

10.加味三核湯 ⑥

【藥物組成】橘核、山楂核、荔枝核、烏藥、葫蘆巴各10克，小茴香、吳茱萸各5克。

【加減變化】偏濕熱者，加龍膽草、生梔子、黃芩各10克；因肝氣鬱結者，宜疏肝散結，加柴胡10克；痛甚者，加金鈴子10克，延胡索8克；發燒者，加銀花、連翹各10克；老年人患睪丸炎應加巴戟天10克補腎。

【功效】溫經散寒，行氣除濕。

【適應病症】睪丸炎。

【用藥方法】水煎服，日1劑，1劑2煎。

【臨床療效】治療50例，其中痊癒（症狀消失，睪丸觸診無痛感，質軟等大，血象、體溫均正常）20例，占40％；好轉（症狀、體徵改善，血象及體溫正常）25例，占50％；無效（睪丸仍腫痛，拒按）5例，占10％。

---

⑥ 劉以智，〈加味三核湯治療睪丸炎50例療效觀察〉，《光明中醫雜誌》，1997,(1):2。

總有效率90%。療程最短5天，最長12天，一般6～9天。

【經驗體會】睪丸炎有寒、熱之別，但在臨床上以寒者屬多。因寒則氣滯，氣滯則結而腫大；寒則收引，收引則痛，故擬加味三核湯，方中橘核、山楂核、荔枝核、烏藥理氣止痛，化滯祛寒，溫而散結；小茴香、吳茱萸辛溫散寒止痛，吳茱萸疏肝理氣化滯，葫蘆巴溫補散寒濁，解除睪丸牽引痛。諸藥共奏溫經散寒、理氣行滯之功，體現了先賢張景岳「治疝必先治氣」之旨，在臨床上治療睪丸炎取得滿意療效。睪丸腫大若合併其他病，如腮腺炎誘發者，療效較差，外傷療效較差。

11.溫通散結湯 ❻

【藥物組成】桂枝10克，白芥子10克，麻黃6克，荔枝核15克，小茴香6克，桔核10克，烏藥15克，王不留行10克，絲瓜絡10克，川牛膝10克，當歸10克，虎杖根20克。

【功效】溫通散結。

【適應病症】慢性睪丸附睪炎。

【用藥方法】水煎趁熱服，日1劑，10天為1療程。

【臨床療效】治療86利，其中治癒（睪丸附睪脹痛消失，腫勢或附睪結節消退）72例，占86%；有效（睪丸附睪腫脹疼痛減輕，但未能完全消失）9例，占10.5%；無效（睪丸附睪腫痛無改變）3例，占3.5%，均為慢性附睪炎出現附睪結節，經3個療程治療，結節未能消除。總有效率96.5%。

【經驗體會】慢性睪丸附睪炎多為急性期治療不徹底或治療不當遷延而致。其病因為久居寒濕之地，寒邪浸襲，寒凝氣滯；或會陰部損傷，絡脈瘀阻，氣血凝滯。根據寒者溫之，滯者通之，凝者化之，瘀者散之的治療原則，取陽和湯以溫陽散寒通絡；烏藥散以疏理厥陰之氣，散寒止痛；再佐以活血通絡之王不留行、絲瓜絡、虎杖根等，以冀陰寒自散，

❻ 李學興，〈溫通散結法治療慢性睪丸附睪炎86例〉，《江蘇中醫》，1998，(4)：27。

血脈通暢，腫消痛除。經多年臨床使用證明，此法治療慢性睪丸附睪炎療效確切，未見有不良反應出現。

12.血府逐瘀湯 ⑱

【藥物組成】柴胡、赤芍、丹皮、當歸、生地、川芎、牛膝、枳殼各15克，桃仁、紅花各12克，蒲公英、青黛（包煎）各30克，甘草10克。

【加減變化】局部紅腫甚者加黃柏；脹痛甚者加橘核；附睪有結節者加夏枯草、浙貝；挾濕者加蒼朮或萆薢、薏苡仁。

【功效】清熱解毒，涼血散瘀，理氣行滯。

【適應病症】睪丸炎。

【用藥方法】2日1劑，每日服3次，10天為1療程。療程間停藥2～3天，最長服藥3療程。

【臨床療效】治療36例，其中痊癒（症狀消失，睪丸大小基本恢復正常，無壓痛）29例，占80.56%；好轉（症狀減輕，睪丸腫脹縮小，壓痛減輕）6例，占16.67%；無效（症狀無減輕，睪丸腫脹無縮小）1例，占2.77%。

【經驗體會】睪丸炎屬中醫「子癰」範圍，本病的發生，主要是「濕熱毒邪下注厥陰之絡，以致氣血凝滯」而成，故其治應清熱解毒、涼血散瘀、理氣行滯。方用蒲公英、青黛、黃柏清熱解毒；丹皮、桃仁、紅花、當歸、赤芍、生地、川芎涼血活血散瘀；柴胡、枳殼理氣行滯；牛膝引藥下行。諸藥合用，使熱毒清，瘀血散，腫脹疼痛自消。

13.二妙散合橘核丸 ⑲

【藥物組成】黃柏、蒼朮各12克，橘核、荔枝核、昆布、海藻各10克，烏藥、延胡索、川楝子、牛膝、車前子、桃仁各9克，柴胡、龍膽草、

---

⑱ 景洪貴，〈血府逐瘀湯加味治療睪丸炎36例〉，《四川中醫》，2000，(10)：17。

⑲ 楊志輝，〈二妙散合橘核丸加減治療急性附睪炎〉，《湖北中醫雜誌》，2001，(2)：25。

芒硝各6克。

【加減變化】濕熱重者，倍車前子、龍膽草，加梔子、蒲公英、紫花地丁、黃芩；肝鬱火旺者去昆布、海藻，倍烏藥、延胡索、川楝子、車前子、龍膽草、橘核、荔枝核，加黃芩、澤瀉；瘀熱交結瘀塊硬腫者，去車前子、龍膽草、川楝子、烏藥，加紅花、三棱、莪朮，倍橘核、荔枝核、昆布、海藻。

【功效】清熱利濕，疏肝理氣，化瘀軟堅。

【適應病症】急性附睪炎。

【用藥方法】水煎服，取藥汁沖泡芒硝，每日1劑，5天為1療程。

【臨床療效】治療30例，其中治癒（臨床症狀消失，附睪睪丸恢復正常，無纖維腫塊，血常規化驗正常）20例；基本治癒（臨床腫痛消失，睪丸基本正常，但附睪遺留少許硬結，觸之不痛，血常規化驗正常）6例；好轉（睪丸恢復正常，附睪腫大，按之痛減，血常規化驗正常）2例；無效（臨床症狀未消失，睪丸附睪腫大或紅腫加重）2例。基本治癒率86.7%。

【經驗體會】急性附睪炎屬中醫「子癰」範疇，多由肝經鬱滯，濕熱下注，或腎氣化失調，清濁不分，下注於外腎（附睪丸）而致。《外科證治全生集》中指出：「子癰與囊癰有別，子癰則睪丸硬痛，睪丸不腫而囊腫者為囊癰。」附睪丸位於陰囊內，素有外腎之稱，屬足厥陰肝經循行部位，肝經鬱滯，疏泄功能失調，氣血不和，則化火生熱；水道不利，水液內停而生濕邪，濕與火熱之邪內結而形成濕熱；濕熱下注，聚於外腎，鬱久而生瘀結，久則成膿生癰而為子癰。

二妙散首見於《丹溪心法》，主治濕熱下注所致下部濕瘡。方中黃柏苦寒清熱，蒼朮苦溫燥濕，兩藥相伍，具有清熱燥濕之功。橘核丸首見於《嚴氏濟生方》，主要功效行氣止痛，軟堅散結，原為主治由寒濕所致陰囊持續腫脹之「疝」證。今去其辛溫之桂心，以橘核、荔枝核入肝腎之經，以行外腎之滯氣；海藻、昆布、芒硝鹹潤入腎，可軟堅散結，以

消積腫塊；桃仁、延胡索行氣活血以消瘀血之邪；車前子清下焦濕熱、利尿；龍膽草瀉肝膽實火，除下焦濕熱，可加強二妙散清熱燥濕之力；烏藥、川楝子、柴胡疏肝理氣，能解肝之鬱滯，兩方合用，既能清熱燥濕，軟堅散結，行氣化瘀，以損既生之病，又能疏肝理氣，斷致病之源，使邪無所生。體現了中醫標本兼治的治療原則。

海峽兩岸中醫學界的空前巨獻

骨刺中醫論治
北京中醫藥大學　余明哲
上海中醫藥大學　范玉櫻　編著

　　骨刺又稱骨質增生、骨贅、增生性
關節炎，為現代常見疾病之一。患者
多為中老年人，症情頑固，纏綿難
癒，給病患帶來很大的精神痛苦。在
治療上，中醫從整體觀念出發，不僅
重視病因、證候表現，更重視其病變
部位，以取得較好的療效。本書收錄
當代中醫診治骨刺之名方、驗方、有
效良方，包括內服、外敷、熏洗、離
子導入、針灸療法等，並提供系統資
料，希望對相關醫務工作者臨證有所
助益。

中風中醫論治
北京中醫藥大學　余明哲
上海中醫藥大學　范玉櫻　編著

　　中風又稱腦卒中，是嚴重危害人類
健康的常見病、多發病。其發病率、
致殘率、死亡率之高，給社會、家
庭、個人帶來沈重負擔。中風後存在
的諸多後遺症，又嚴重影響患者生活
質量和生存能力。中醫診治中風歷史
悠久，特別是以《內經》理論基礎創
制的諸多有效方劑。本書收錄當代醫
家診治中風之名方、驗方、有效良方
以及臨床效果顯著的針灸療法，並提
供系統資料。

現代中醫論叢・臨床診斷類

男科中醫論治

北京中醫藥大學　余明哲
上海中醫藥大學　范玉櫻　編著

　男科病主要指男性性功能障礙、男性不育、前列腺病、性傳播疾病以及外陰其他疾病。由於其特有的複雜性，中醫藥在臨床實踐中具有不可替代的作用。本書收錄當代醫家治療男性病經驗可靠、行之有效的方藥及其系統資料，針對男科病中的常見病、多發病，編成此書，對於男科臨床診治有相當助益。

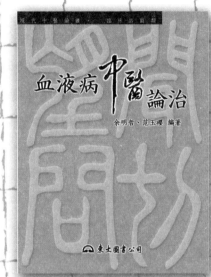

血液病中醫論治

北京中醫藥大學　余明哲
上海中醫藥大學　范玉櫻　編著

　血液病為現代人重大疾病之一，凡原發於造血系統和主要累及造血系統的疾病，都為其範疇。中醫本「辨證求因、審因論治」之理論，積累了豐富的經驗，尤其在緩解西藥治療的毒副作用方面，發揮不可替代的作用。本書收集當代中醫醫家診治常見血液病之名方、驗方、有效良方百餘種，依症狀臚列方藥組成，條理層次分明、內容詳實，更便利讀者查閱應用，定能開擴讀者臨證思路，提高診療水準。

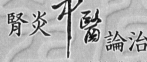

腎炎中醫論治

北京中醫藥大學　余明哲
上海中醫藥大學　范玉櫻　編著

　急、慢性腎小球腎炎是危害人們身體健康的常見病、多發病，其臨床治癒率、緩解率低，給患者帶來極大痛苦，甚至危及生命。中醫工作者採用辨證論治觀點，對急、慢性腎小球腎炎進行多方深入的探討，取得了顯著的療效。本書收集當代醫家診治腎炎之名方、驗方、有效良方以及臨床效果顯著的中醫藥療法；並提供系統資料，彙編成書，供從事腎炎之臨床、科研同道參考、借鑒。

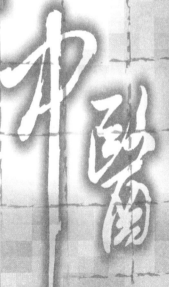

海峽兩岸中醫學界的空前巨獻

集合北京、山東、上海、江西、成都各中醫藥大學及國立臺灣大學、元培科學技術學院多位學者共同策畫編寫

現代 中醫論叢

基礎理論類：中醫基礎理論學、中醫診斷學……等

　　介紹中醫學理論體系的重要專業基礎和入門課程，包括中醫理論體系的形成和發展，陰陽五行、藏象、氣血津液、經絡、病因病機等重要基本學說，診察病情、辨別證候的基礎理論知識和技能，中醫診療及防治原則等。

臨床診斷類：骨刺中醫論治、中風中醫論治、男科中醫論治、腎炎中醫論治、血液病中醫論治……等

　　推動中醫藥運用，造福廣大患者，分類收錄當代各病症內服、外敷、熏洗、離子導入、針灸療法之名方、驗方、有效良方，並依症狀臚列方藥組成，不僅條理層次分明、內容詳實，更便利讀者查閱應用。這些方藥和療法的系統資料，定能開擴讀者臨證思路，提高診療水準。

病案討論類：當代中醫婦科奇症精粹……等

　　依各類病症收錄作者留心積累之典型案例，並精選近四十年來著名中醫書刊奇症驗案效方，每類皆先論理再列治法、方藥、驗案，最後以按語注釋闡明個人觀點體會，搜羅廣泛，嚴謹而詳實。